Zorg voor de kwetsbare oudere

Basiswerken Verpleging en Verzorging
onder hoofdredactie van:

Drs. J.H.J. de Jong MHA
Drs. IJ.D. Jüngen
Drs. J.A.M. Kerstens
S. van der Meijden-Meijer
E.M. Sesink

Zorg voor de kwetsbare oudere

auteur:
R.J. Schim van der Loeff-van Veen
werkredactie:
E.M. Sesink

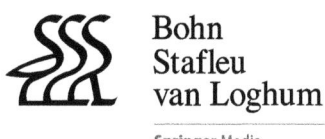

Houten 2010

© 2010 Bohn Stafleu van Loghum, onderdeel van Springer Media

Alle rechten voorbehouden. Niets uit deze uitgave mag worden verveelvoudigd, opgeslagen in een geautomatiseerd gegevensbestand, of openbaar gemaakt, in enige vorm of op enige wijze, hetzij elektronisch, mechanisch, door fotokopieen of opnamen, hetzij op enige andere manier, zonder voorafgaande schriftelijke toestemming van de uitgever.

Voor zover het maken van kopieën uit deze uitgave is toegestaan op grond van artikel 16b Auteurswet j° het Besluit van 20 juni 1974, Stb. 351, zoals gewijzigd bij het Besluit van 23 augustus 1985, Stb. 471 en artikel 17 Auteurswet, dient men de daarvoor wettelijk verschuldigde vergoedingen te voldoen aan de Stichting Reprorecht (Postbus 3051, 2130 KB Hoofddorp). Voor het overnemen van (een) gedeelte(n) uit deze uitgave in bloemlezingen, readers en andere compilatiewerken (artikel 16 Auteurswet) dient men zich tot de uitgever te wenden.

Samensteller(s) en uitgever zijn zich volledig bewust van hun taak een betrouwbare uitgave te verzorgen. Niettemin kunnen zij geen aansprakelijkheid aanvaarden voor drukfouten en andere onjuistheden die eventueel in deze uitgave voorkomen.

ISBN 978 90 313 6941 6
NUR 897

Ontwerp omslag: Bottenheft, Marijenkampen
Ontwerp binnenwerk: Studio Bassa, Culemborg
Automatische opmaak: Crest Premedia Solutions (P) Ltd, Pune, India
Fotografie: Hans Oostrum Fotografie, Frank Muller, Foto Pander, R.J Schim van der Loeff- van Veen

Eerste druk, 2010

Bohn Stafleu van Loghum
Het Spoor 2
Postbus 246
3990 GA Houten

www.bsl.nl

Inhoud

	Woord vooraf	13
	Over de auteur	15
	Redactionele verantwoording	17
1	**Zorg voor de kwetsbare oudere**	**21**
1.1	Vergrijzing en dubbele vergrijzing	21
1.2	Verschil kalenderleeftijd en biologische leeftijd	21
1.3	Normale veroudering	22
1.4	Geriatrische problemen	23
1.4.1	Kwetsbaarheid	25
1.5	Multidisciplinaire samenwerking	26
	Meer lezen?	27
2	**Ondervoeding, een gewichtig probleem**	**28**
2.1	Inleiding	28
2.2	Ondervoeding, hoe komt het?	29
2.2.1	Veranderingen door het ouder worden	30
2.3	Verschillende methoden om ondervoeding vast te stellen	33
2.4	Wat te doen aan ondervoeding?	35
2.4.1	Multidisciplinaire aanpak	35
2.4.2	Wegen en meten	35
2.4.3	Bijhouden van een vocht-voedingslijst	36
2.4.4	Optimaliseren van de medische behandeling	36
2.4.5	Het eten zelf	36
2.4.6	Hulp en voorzieningen	37
2.4.7	Rust en gezelligheid, hulpmiddelen en zithouding	37
2.4.8	De conditie van de mond	38
2.5	Tot slot: geef jezelf niet op de kop	39
	Meer lezen?	40

3	**Uitdroging, bij warm weer nog gevaarlijker**	41
3.1	Inleiding	41
3.2	Hoe ontstaat uitdroging?	42
3.2.1	Inleiding	42
3.2.2	Oorzaken van uitdroging	42
3.3	Herkennen en voorkomen van uitdroging	44
3.3.1	Herkennen van uitdroging	44
3.3.2	Voorkomen van uitdroging	46
3.3.3	Maatregelen bij verslikken	46
3.3.4	Maatregelen bij koorts, braken, diarree, speekselvloed	47
3.3.5	Mondhygiëne en huidverzorging	48
3.3.6	Let ook op obstipatie	48
3.4	Behandeling van ernstige uitdroging: hypodermoclyse	48
3.5	Maatregelen bij warm weer en in de vakantieperiode	48
	Meer lezen?	50
4	**Overloopincontinentie: mis het niet!**	52
4.1	Inleiding	52
4.2	Overloopincontinentie	53
4.2.1	Wat is het?	53
4.2.2	Hoe komt het?	54
4.3	Gevolgen en risico's van overloopincontinentie	54
4.3.1	Blaasontsteking	54
4.3.2	Delier	55
4.3.3	Huidproblemen, smetten en incontinentieletsel	56
4.3.4	Sociale afzondering	56
4.4	Overloopincontinentie, wat is er aan te doen?	57
4.5	Blaaskatheters, alleen als het niet anders kan	61
4.5.1	Gevaren van blaaskatheters	61
4.5.2	Wanneer wel een katheter?	62
4.6	Alternatieven voor blaaskatheters	63
	Meer lezen?	64
5	**Hartfalen, herken de symptomen**	65
5.1	Inleiding	65
5.2	Hartfalen: oorzaken en gevolgen	66
5.3	Herkennen van hartfalen	67
5.3.1	Oedeem	67
5.4	Zorgmaatregelen bij hartfalen	70
5.4.1	Stel de arts op de hoogte	70
5.4.2	Hulp en ondersteuning	70
5.5	Bijkomende klachten en zorgmaatregelen	71
	Meer lezen?	74

6	**Duizeligheid en flauwvallen, een kwestie van evenwicht**	**75**
6.1	Inleiding	75
6.2	Oorzaken van duizeligheid en flauwvallen	76
6.2.1	Informatieoverdracht naar de hersenen	76
6.2.2	Problemen met het evenwichtsorgaan	76
6.2.3	Bloeddruk en pompkracht van het hart	76
6.2.4	Orthostatische hypotensie	76
6.3	Hoe kun je orthostase vaststellen?	77
6.3.1	Bloeddrukdaling bij het opstaan	78
6.4	Bloeddrukdaling na de maaltijd	79
6.5	Kenmerken	80
6.6	Wat te doen bij duizeligheid en flauwvallen?	80
6.7	Leefregels bij orthostase	81
6.7.1	Bij houdingsverandering van liggen naar staan of zitten	81
6.7.2	Vochtinname	82
6.7.3	Lichamelijke conditie	82
6.7.4	Omgeving	82
6.7.5	Duizeligheidsklachten buitenshuis	83
6.7.6	Ergotherapie	83
6.7.7	Elastische kousen	83
6.7.8	Hoofdeinde hoger	83
6.7.9	Gezichtsvermogen en gehoor	84
6.7.10	Bloedsuiker	85
6.8	Leefregels bij bloeddrukdaling na de maaltijd	85
6.8.1	Voeding	85
6.8.2	Rusten na het eten	86
6.8.3	Blijven genieten	86
	Meer lezen?	86
7	**Vallen, de zwaartekracht te lijf**	**87**
7.1	Inleiding	87
7.2	Oorzaken van plotseling vallen	88
7.2.1	Lichamelijke en psychische gezondheid	89
7.2.2	Medicijn- en alcoholgebruik	90
7.2.3	Omgevingsfactoren	90
7.2.4	Valgevaar in ziekenhuizen en zorginstellingen	90
7.3	Manieren om het valrisico te verkleinen	91
7.4	Als een oudere is gevallen	94
7.4.1	Arts waarschuwen	95
7.4.2	Letsel door de val	95
7.4.3	Hulp na het vallen	95
	Meer weten?	97

8	**Vermoeidheid, tot niets meer kunnen komen**	**98**
8.1	Inleiding	98
8.2	Vermoeidheid, hoe uit zich dat?	99
8.2.1	Verschijnselen van vermoeidheid	99
8.3	Verschil tussen lichamelijke en psychische vermoeidheid	100
8.4	Bedrust bij vermoeidheid, wat zijn de gevolgen?	101
8.5	Vermoeidheid, wat is er aan te doen?	103
8.5.1	Oorzaak opsporen	103
8.5.2	Behandelen van de oorzaak	104
8.5.3	De problemen voorblijven	104
8.5.4	Zo veel mogelijk uit bed komen	104
	Meer lezen?	105
9	**Pijn, begrijp het goed**	**106**
9.1	Inleiding	106
9.2	Ouderen en pijn	107
9.3	Redenen om niet over pijn te beginnen	108
9.4	Wat is er aan pijn te doen?	110
9.4.1	Multidisciplinaire aanpak van pijn	110
9.5	Non-verbale pijnsignalen	111
9.6	Medicijnen tegen pijn	112
9.6.1	Paracetamol	112
9.6.2	Ontstekingsremmers	113
9.6.3	Opiaten	113
9.6.4	Antidepressiva	114
9.7	Niet-medische interventies	114
9.7.1	Fit blijven	114
9.7.2	Slimme indeling van de dag	115
9.7.3	Leuke dingen blijven doen en stress voorkomen	115
9.7.4	Helpen ontspannen	115
9.7.5	Acceptatie	116
	Meer lezen?	117
10	**Delier, hoe de psyche ontspoort**	**118**
10.1	Inleiding	118
10.2	Hoe ontstaat een delier?	119
10.3	Kenmerken van een delier	120
10.4	Soorten delier en duur	121
10.5	Verwarring delier en dementie	122
10.6	Vaststellen van een delier: hulpmiddelen	123

10.7	Wat is er aan te doen?	123
10.7.1	Arts waarschuwen	123
10.7.2	Medicijnen	124
10.7.3	Prikkelverwerking en oriëntatie	124
10.7.4	Uitleg en optimale omgevingsfactoren	125
10.7.5	Comfort en herkenning	125
10.7.6	Dagelijkse dingen, goede basiszorg	125
10.7.7	Benadering	126
10.7.8	Maatregelen bij hallucinaties, onrust en agressie	127
10.7.9	Gesprek achteraf	128
	Meer lezen?	128
11	**Dementie, omgaan met onvoorspelbaarheid**	**129**
11.1	Inleiding	129
11.1.1	Eén op de drie mensen krijgt met dementie te maken	130
11.1.2	Alzheimer komt het vaakst voor	130
11.2	Wanneer is er sprake van dementie?	131
11.2.1	Vroege diagnose van dementie is waardevol	131
11.3	Kenmerken van de belangrijkste vormen van dementie	132
11.3.1	De ziekte van Alzheimer	132
11.3.2	Vasculaire dementie	133
11.3.3	Lewy body-dementie	133
11.3.4	Frontotemporale dementie (FTD)	134
11.3.5	Ook jongeren krijgen dementie	134
11.4	Dementie, wat is er aan te doen?	134
11.4.1	Vroege diagnostiek van wezenlijk belang	134
11.4.2	Wetenschappelijk onderzoek	134
11.4.3	Medicatie	135
11.4.4	Basiszorg	135
11.4.5	Beweging	136
11.4.6	Benadering	136
11.5	Realiteitsoriëntatiebegeleiding (ROB)	137
11.6	Overgang van ROB naar belevingsgericht	138
11.6.1	Validation	139
11.6.2	Snoezelen	139
11.6.3	Dementia care mapping (DCM)	139
11.6.4	Veiligheid	140
11.7	Ondersteuning van de mantelzorg	145
	Meer lezen?	145

12	Depressie, zon achter heel veel wolken	146
12.1	Inleiding	146
12.2	Depressie, bij wie komt het voor?	147
12.2.1	Vooral ook onder ouderen	147
12.2.2	Hoog sterftecijfer	148
12.2.3	Somberheid hoeft geen depressie te zijn	148
12.3	Depressie, wat is het precies?	148
12.3.1	De diagnose depressie	149
12.3.2	Gevoeligheid voor depressie	149
12.3.3	Hoe uit depressie zich? Het doolhof van oorzaak en gevolg	150
12.3.4	Ziekten die de aanzet tot een depressie kunnen geven	150
12.3.5	Lichamelijke klachten waar geen duidelijke oorzaak voor is	151
12.3.6	Sociale en economische omstandigheden	151
12.3.7	Medicijnen en alcohol	151
12.4	Depressie, hoe stel je het vast?	152
12.4.1	Lichamelijk onderzoek	152
12.4.2	Screening en observatie	152
12.5	Behandeling en begeleiding van de depressieve oudere	152
12.5.1	Depressie is meestal succesvol te behandelen	153
12.5.2	Medicijnen	153
12.5.3	Psychotherapie	154
12.5.4	Elektroconvulsietherapie (ECT)	154
12.6	Wat kunnen verzorgenden doen?	154
12.6.1	Contact blijven houden en merkbaar in de relatie blijven geloven	154
12.6.2	Hulp en steun	155
12.6.3	Stap vooruit: prettige dingen doen	155
12.6.4	Stap terug: stress	156
12.6.5	Stimuleren en motiveren	156
12.6.6	Actieve foto's	156
12.6.7	Dagstructuur	156
12.6.8	Wat nog meer?	157
	Meer lezen?	158
13	Probleemgedrag, vroege herkenning biedt de meeste kans op herstel	159
13.1	Inleiding	159
13.2	Hoe ontstaat probleemgedrag?	160
13.2.1	Gedrag is een poging om evenwicht te bewaren	161

13.3	Wat kun je eraan doen?	162
13.3.1	Samenwerking is cruciaal	163
13.3.2	Vroege herkenning van probleemgedrag	163
13.3.3	Ziekten en medicijnen	164
13.3.4	Omgeving	165
13.3.5	Respectvolle omgang, levensgeschiedenis en autonomie	166
13.3.6	Aangeven van grenzen	168
13.3.7	Beroep op gezond gedrag	169
13.4	Haalbare doelen stellen	169
	Meer lezen?	170
14	**Vrijheidsbeperking: alleen in uiterste gevallen**	**171**
14.1	Inleiding	171
14.2	Vrijheidsbeperkende maatregelen	172
14.2.1	Afzondering	172
14.2.2	Fixatie	172
14.2.3	Medicijnen toedienen zonder toestemming	174
14.2.4	Gedwongen toediening van vocht en/of voeding	174
14.3	Waarom vrijheidsbeperkende maatregelen?	174
14.3.1	Bij wie is vrijheidsbeperking nodig?	175
14.4	Wetgeving en vrijheidsbeperking	175
14.4.1	Wet bijzondere opnemingen in psychiatrische ziekenhuizen (BOPZ)	175
14.4.2	Wilsonbekwaamheid	176
14.4.3	De BOPZ-arts	176
14.4.4	Wet geneeskundige behandelingsovereenkomst (WGBO)	176
14.4.5	Wettelijk vertegenwoordigers	177
14.4.6	Kwaliteitsindicator	177
14.4.7	Inbewaringstelling (IBS) of rechterlijke machtiging (RM)	179
14.5	Wat moet de verzorgende ermee?	180
14.5.1	Verantwoordelijkheid van de verzorgende bij opname	180
14.5.2	Dwangbehandeling als acuut gevaar dreigt	180
14.5.3	Middelen en maatregelen werken vaak averechts!	181
14.6	Hoe fixatie terug te dringen?	182
14.6.1	Cultuurverandering en iedereen op de hoogte brengen	182
14.7	De sfeer op de afdeling en de bouwkundige staat	184
14.8	Multidisciplinaire inzet	185

14.9	Hulpmiddelen	187
	Bewegingssensoren en -detectie	187
	Matras op de grond of bed op vloerniveau	187
	Meer lezen?	188
	Geraadpleegde literatuur	190
	Register	193

Woord vooraf

Het boek *Zorg voor de kwetsbare oudere* vormt een onderdeel van de reeks Basiswerken voor Verzorgenden IG (individuele gezondheidszorg) en kan beschouwd worden als verdieping van de basiskennis in de sector verpleging en verzorging (V&V).
Geriatrische problematiek is sterk gerelateerd aan de kwetsbare situaties waarin oudere patiënten kunnen verkeren. Een klein probleem kan aanleiding zijn voor ontregeling van de totale gezondheid. Vroegtijdige herkenning en behandeling is van groot belang.
Geriatrische problematiek zal de komende jaren in alle velden waar verzorgenden werkzaam zijn, explosief gaan toenemen. Doordat de verzorgende dicht bij de patiënt staat, kan hij of zij een belangrijke rol spelen bij de herkenning van de problemen en de verzorging van kwetsbare ouderen.
Geriatrische problematiek kenmerkt zich door een veelvoud aan beïnvloedende factoren. Lichamelijke, psychische en sociale oorzaken zijn vaak met elkaar verweven, waardoor het meestal niet op voorhand duidelijk is wat de aanleiding voor een probleem kan zijn. Kennis, vaardigheden, een juiste attitude en het vermogen samen te kunnen werken met de arts, verpleegkundige en andere disciplines zijn essentiële elementen om de zorg voor kwetsbare ouderen waar te kunnen maken.
Voor de hoofdstukken in dit boek is een keuze gemaakt uit de vele zorgsituaties bij kwetsbare ouderen. De gekozen onderwerpen gaan over de meest voorkomende specifieke zorgsituaties en zorgproblemen bij kwetsbare ouderen. Het zijn zorgproblemen die veel zorgkennis en aandacht vragen van de verzorgende. Onderwerpen die niet in dit boek voorkomen, zijn niet onbelangrijk; kennis daarover is zeker van belang. Het gaat daarbij om onderwerpen als problemen met horen en zien, palliatieve zorg, medicatiegebruik en mantelzorg. Deze onderwerpen komen echter ook voor in andere boeken uit de reeks Basiswerken, of zullen nog in andere nieuwe uitgaven opgenomen worden.

Dit boek beoogt inzicht te geven in het geriatrisch spectrum van zorgproblemen. Elk hoofdstuk biedt per zorgprobleem een praktische handleiding voor benadering en verzorging. Schematisch loodst de tekst de verzorgende (in opleiding) via een aansprekende casus langs de probleeminventarisatie, interventies en het waarom van de interventies naar een conclusie. Door verwijzingen naar andere zorgproblemen blijkt dat ze niet op zichzelf hoeven te staan, maar ook in onderlinge samenhang kunnen voorkomen.

De stof wordt zo gepresenteerd dat de verzorgende (i.o.) de situaties in de praktijk kan herkennen en direct een koppeling kan maken naar de theorie.

Het boek is allereerst bestemd voor de verzorgende IG in opleiding, maar het is ook een nuttig naslagwerk voor verzorgenden IG die zich na hun opleiding willen verdiepen.

Rolinka J. Schim van der Loeff-van Veen

Over de auteur

Rolinka Schim van der Loeff-van Veen werkt als seniorverpleegkundige op de afdeling Klinische Geriatrie van het Universitair Medisch Centrum Nijmegen. Daarvoor deed zij ruim twintig jaar ervaring op als verpleegkundige, vooral in de ouderenzorg.

In dit boek combineert zij de kennis en ervaring die zij tijdens het werk heeft opgedaan met het plezier om hierover te schrijven.

Redactionele verantwoording

Binnen het verpleegkundig en verzorgend beroepsonderwijs gaan de ontwikkelingen snel. Zo zien we onder andere:
- een aanpassing van de kwalificatiestructuur die gebaseerd is op (beroeps)competenties. Centraal daarbij staat de vraag: welke kennis, vaardigheden en attitudes zijn noodzakelijk om binnen de verpleegkundige beroepscontext de juiste taken en de daaruit voortvloeiende acties uit te voeren met een effectief resultaat?;
- een centrale plaats voor de beroepspraktijk (de praktijk als krachtige leeromgeving);
- een scherpere profilering van de verzorgende en verpleegkundige functies/rollen en de daaraan gerelateerde functie-eisen;
- een toenemende aandacht voor flexibele leerwegen in het onderwijs;
- een toenemende aandacht voor het gebruik van elektronische leeromgevingen en leermiddelen die gebruikmaken van de computer;
- een toenemende zelfstandigheid en eigen verantwoordelijkheid van de student binnen het leerproces;
- een nieuwe rol voor de docent;
- een andere organisatie van het onderwijs en andere toetsvormen.

Deze ontwikkelingen in het verpleegkundig en verzorgend beroepsonderwijs vragen om leermiddelen die op deze ontwikkelingen aansluiten.

Curriculummodel
Voor de ontwikkeling van de Basiswerken is het curriculummodel van de reeks leerboeken 'Bouwstenen voor het gezondheidszorgonderwijs' gehandhaafd.
Het model sluit aan bij de kwalificatiedossiers voor de verpleegkundige en verzorgende beroepen op mbo-niveau, de diverse beroepsprofielen op hbo-niveau en het rapport 'Met het oog op de toekomst; beroepscompetenties van hbo-verpleegkundigen'.

Bij de ontwikkeling van het curriculummodel waren twee uitgangspunten belangrijk:
1 Een theoretisch uitgangspunt waarbij het *beroepsopleidingsprofiel* centraal staat: de competenties en eindtermen voor de onderscheiden kwalificatieniveaus.
2 Een praktisch uitgangspunt waarin de *beroepsprofielen* en de daarvan afgeleide functie- en taakprofielen in de verschillende beroepscontexten centraal staan. Belangrijk is daarbij de vraag welke kennis, vaardigheden en attitude nodig zijn om in een gegeven beroepscontext de vereiste taken, het adequate gedrag en het effectieve resultaat te bereiken.

De eindtermen gerelateerd aan de taakprofielen en de competenties (algemeen, algemeen professioneel en beroepsspecifiek) zijn richtinggevend voor de invulling van de leer- en vormingsgebieden verpleegkunde, ziekteleer, gezondheidsleer en methoden en technieken. Centraal daarin staat de verpleegkunde. In de verpleegkunde leert de verpleegkundige competent te worden in belangrijke beroeps- en verpleegsituaties afgeleid uit de zorgsituaties (multidisciplinair aandachtsgebied). Evidence-based werken, klinisch redeneren en reflectie op de beroepspraktijk (ontwikkelen van professioneel gedrag) zijn belangrijke peilers om in de verpleegsituatie elementen uit de andere leer- en vormingsgebieden toe te passen en te integreren.
In de verpleegsituatie heeft de beroepsbeoefenaar te maken met gezondheid en gezondheidsproblematiek. In het kader van gezond gedrag heeft hij te maken met zorgvragen vanuit het zelfzorgproces dat gericht is op het in stand houden en/of ondersteunen van het gezond functioneren van de mens. In het kader van gezondheidsproblematiek heeft hij te maken met zorgvragen van het patiëntenzorgproces. Uiteraard hebben beide processen een nauwe relatie met elkaar.

In figuur 0.1 is het curriculummodel voor de opleiding tot verzorgende (kwalificatieniveau 3) schematisch weergegeven.

Didactisch concept Basiswerken

Uitgangspunt voor de inhoud van de Basiswerken zijn de beroepsprofielen (verpleegkundige en verzorgende) en de taakprofielen (competenties) binnen de algemene en psychische gezondheidszorg, de verzorgings- en verpleeghuizen (intramurale en extramurale zorg) en de thuiszorg.

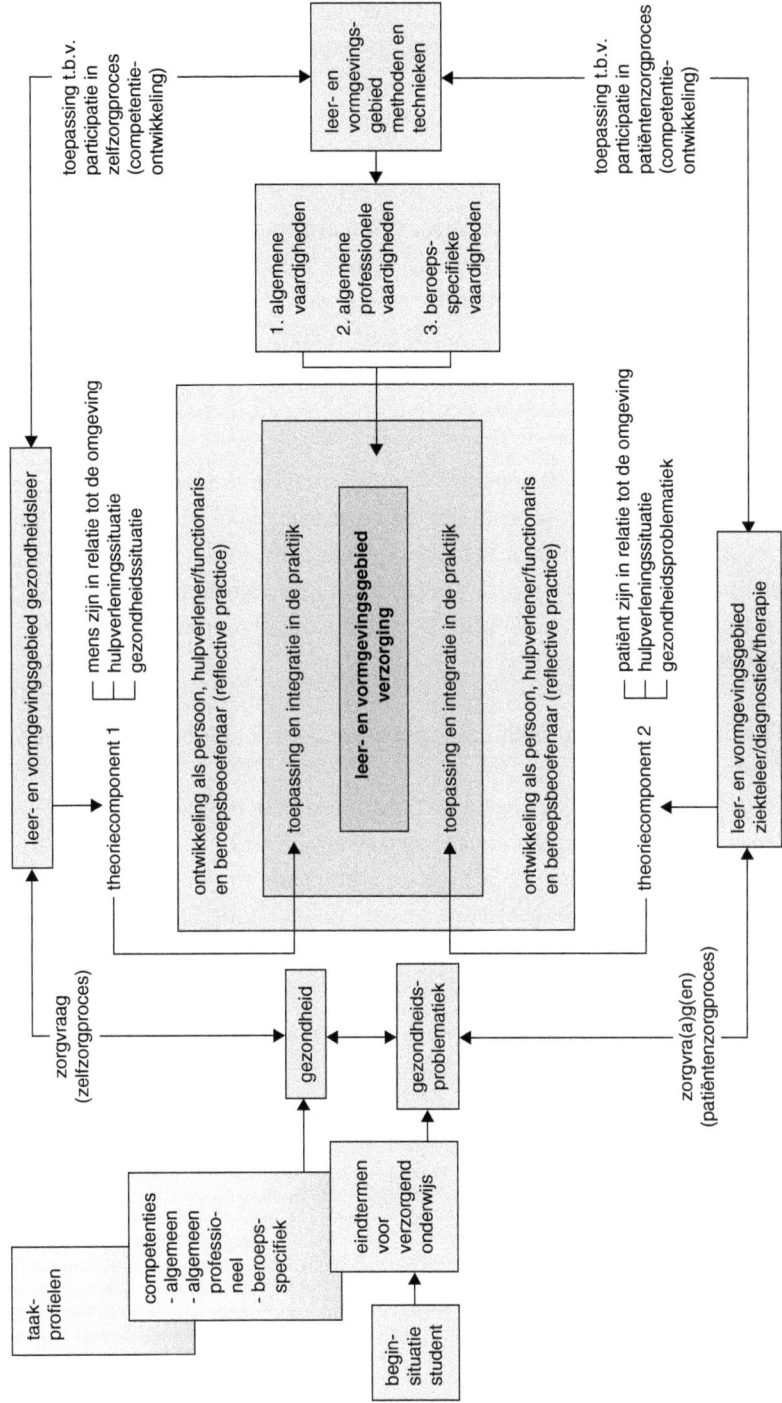

Figuur 0.1 Curriculummodel voor de opleiding tot verzorgende IG op kwalificatieniveau 3.

In de beroepsuitoefening van de verpleegkundige en verzorgende zijn generieke en specifieke elementen op respectievelijk hbo- en mbo-niveau te onderscheiden.

Een belangrijke overweging bij het concept van de Basiswerken is dat de student de gebruikte systematiek van de diverse vakken goed leert beheersen. Om competent te kunnen functioneren in de beroepspraktijk zal de beroepsbeoefenaar verpleegsituaties moeten kunnen beoordelen vanuit medische en psychosociale vakgebieden en de juiste vaardigheden moeten kunnen toepassen vanuit de leer- en vormingsgebieden gezondheidsleer en ziekteleer, diagnostiek en therapie.

In de Basiswerken is ervoor gekozen om de algemeen geldende structuur van het vak te volgen. Ieder vak(gebied) kent zijn eigen systematiek.

Hiermee wordt een basispakket kennis en vaardigheden aangereikt waarmee de transfer naar andere en meer specifieke beroepscontexten gerealiseerd kan worden. Verdieping kan plaatsvinden via internet, de elektronische leeromgeving, specifieke stages, een aanvullende reeks op de Basiswerken (verdieping, specifieke onderwerpen), digitale bibliotheek, enzovoort.

Hoe het opleidingsprofiel eruit moet zien, wordt niet bepaald door de Basiswerken.

Op basis van de gekozen onderwijsvorm(en) kan iedere opleiding de leermiddelen naar eigen inzicht toepassen. Bij de opleidingsinstelling ligt de verantwoordelijkheid voor de organisatie van het leerproces. Doelstellingen, opdrachten en toetsen zijn niet in de Basiswerken opgenomen, omdat niet gekozen is voor een methode. Dit is het domein van de opleidingsinstelling zelf.

De hoofdredactie

1 Zorg voor de kwetsbare oudere

1.1 Vergrijzing en dubbele vergrijzing

Steeds meer mensen bereiken een hoge leeftijd. Dit verschijnsel heet 'vergrijzing'. Bovendien worden deze ouderen ook nog eens veel ouder dan vroeger. Hiervoor bestaat het begrip 'dubbele vergrijzing'.
De laatste jaren stijgt de levensverwachting snel. Alleen al in de periode 2002-2007 steeg de levensverwachting voor mannen met 2,0 jaar en voor vrouwen met 1,6 jaar. Het CBS heeft berekend dat er in 2006 2,2 miljoen 65-plussers waren. In 2025 zal dit aantal stijgen tot 3,6 miljoen en in 2040 zijn er 4,5 miljoen mensen ouder dan 65 jaar.

De stijgende levensverwachting heeft wel een prijs. Met het toenemen van het aantal levensjaren zal ook het aantal ziekten en beperkingen waar ouderen aan gaan lijden zich uitbreiden. De helft van alle 65-plussers heeft één of meerdere chronische ziekten (CBS). Hoe ouder mensen worden, hoe groter het aantal chronische ziekten waaraan ze lijden.
Met het stijgen van het aantal (steeds ouder wordende) ouderen, zal de vraag naar zorg de komende jaren explosief gaan toenemen. De zorgvragen kunnen nogal verschillen. Elke persoon kan immers een andere combinatie van chronische ziekten hebben, waarbij vaak niet op voorhand duidelijk is welke ziekte welk probleem veroorzaakt. Het goed begrijpen van de problemen van geriatrische patiënten vraagt dan ook een speciale kennis en benadering.

1.2 Verschil kalenderleeftijd en biologische leeftijd

De biologische omstandigheden wegen bij het ouder worden veel zwaarder dan de kalenderleeftijd. Bij oudere mensen is het vaak lastig om alleen op basis van het uiterlijk te schatten hoe oud zij zijn. Iemand van zeventig jaar kan eruitzien als negentig jaar en andersom.

Een hoge leeftijd wil namelijk nog niet automatisch zeggen dat oudere mensen ziek, kwetsbaar of beperkt zijn. Integendeel, heel veel ouderen slagen erin om tot op hoge leeftijd fit en vitaal te blijven.

Met de groei van de groep ouderen, stijgt dus ook de groep gezonde ouderen. Belangrijke factoren voor succesvol oud worden zijn de genetische aanleg in samenhang met gunstige omgevingsinvloeden, zoals schone lucht, gezonde voeding en een sociaal netwerk van vrienden en betrokken familie.

Succesvolle ouderen zijn tot op hoge leeftijd actief, ze hebben weinig lichamelijke of psychische ziekten en een goede conditie. In de meeste gevallen zijn deze ouderen goed in staat om zich aan te passen aan de beperkingen die de gevolgen van de ouderdom met zich meebrengen. Ze zijn in staat om hun eigen kracht en bronnen in te zetten en daarmee de toenemende afhankelijkheid buiten de deur te houden, uit te stellen of zich erop voor te bereiden.

1.3 Normale veroudering

Gemeenschappelijk kenmerk van alle ouderen is de normale lichamelijke veroudering. De celschade die onvermijdelijk tijdens het leven ontstaat, kan door het lichaam steeds minder volledig worden hersteld. Gevolg hiervan is dat de functie van weefsels en organen beetje bij beetje afneemt. Geen mens ontkomt aan dit proces. Het lichaam verandert dus langzaam, in kleine stapjes. De huid krijgt rimpels, wordt slap en zakt uit, het haar wordt grijs en de lichaamshouding verandert. Dit heeft dus niets met ziekte te maken.

Ook hierbij bepaalt de genetische aanleg in welk tempo de verandering plaatsvindt. Zo zijn er mensen die al op hun twintigste grijs (of kaal) worden, terwijl anderen tot op hoge leeftijd hun haarkleur behouden. In het lichaam verandert er ook het een en ander. Zo neemt de elasticiteit van de vaatwanden af en wordt het longweefsel wat stugger. De slijmafscheiding van de maagwand vermindert. De organen, zoals de lever en de nieren, nemen in omvang af (atrofie). Ook verandert de hoeveelheid hersenweefsel en stoffen (neurotransmitters) waarmee de hersendelen met elkaar in verbinding staan. Botten en spieren verliezen aan sterkte en kracht, de blaas kan minder aan... en dit zijn nog maar een paar voorbeelden.

Reservecapaciteit

Terwijl een achttien jarige na een paar dagen bijslapen al weer aardig fit is, is dit bij ouderen niet het geval. Dit komt door de reserves die een jonger lichaam nog wel heeft, maar die bij het oudere lichaam sterk zijn afgenomen. Om dezelfde reden overlijden er veel meer 65-plussers aan griep dan jongeren en komen zij dus als eersten in aanmerking voor een griepspuit. Afnemende reservecapaciteit dus, een belangrijk begrip om te onthouden.

Levensomstandigheden en culturele achtergrond

Veel hangt ook af van de levensomstandigheden. Het is namelijk niet altijd mogelijk om rekening te houden met wat een lichaam kan hebben.
De generatie ouderen van nu heeft een wereldoorlog meegemaakt. Oorlog betekent vaak geweld, honger, schaarste en enorme stress. Dit zijn omstandigheden die een individu niet in de hand heeft. Onder levensomstandigheden hoort ook de culturele achtergrond, zoals het land van herkomst, de reden waarom men is geëmigreerd en in hoeverre het is gelukt om in Nederland succesvol te integreren.
Tot slot hebben de economische omstandigheden en het opleidingsniveau een bepalende invloed op de keuzemogelijkheid van de levensomstandigheden. Iets wat je niet weet of kunt betalen, is niet voorhanden.

Aanpassingsvermogen

Hoe dan ook, veroudering vraagt van alle mensen aanpassingsvermogen om met de gevolgen hiervan om te kunnen gaan. Zowel lichamelijk als psychisch. Wie in staat is de signalen van het lichaam goed op te vangen en hier rekening mee te houden, is beter af dan wie dit niet doet.

1.4 Geriatrische problemen

Geriatrische ziekten ontstaan door veroudering in combinatie met een toegenomen kwetsbaarheid of vatbaarheid om deze ziekten te krijgen. Anders dan ten aanzien van normale veroudering is er tegen geriatrische problemen vaak wel wat te doen.
De kunst is alleen om deze problemen te leren onderscheiden van datgene wat heel veel mensen als normale veroudering beschouwen. Hoe meer de mensen die werkzaam zijn in de ouderenzorg in staat zijn om geriatrische problemen te leren onderscheiden, hoe groter de kans dat de tijd die ouderen nog te leven hebben aan kwaliteit wint.
Dat is ook precies het doel van de geriatrische zorgverlening, namelijk het helpen verbeteren van de tijd die er nog te leven is. Niet door zich te richten op het toevoegen van jaren aan het leven, maar door te focussen op het toevoegen van een goed leven aan de jaren.

Voor veel ouderen geldt dat een dergelijk leven is gevuld met voldoende momenten van welbevinden, zelfstandigheid, vrijheid en zelfbeschikking en dat er balans is tussen draagkracht en draaglast.

Wat nou precies de kenmerken zijn waaraan geriatrische patiënten zijn te herkennen, is weergegeven in onderstaand kader.

> Kenmerken van geriatrische patiënten
> - De leeftijd is hoog, rond de 75 jaar.
> - Er is sprake van meerdere ziekten die zich regelmatig gelijktijdig voordoen.
> - Minder reserves, waardoor verhoogde kwetsbaarheid.
> - Op een andere (onduidelijkere) manier gezondheidsklachten uiten.
> - Minder goed kunnen horen en/of zien.
> - Groter risico op medicijnvergiftiging.
> - Minder goed of wankel ter been, minder beweeglijk.
> - Sociale isolatie.
> - Lichamelijke, psychische en sociale problematiek zijn met elkaar verstrengeld.

Zoals vermeld lijden geriatrische zorgvragers vaak aan meerdere chronische ziekten tegelijkertijd. Zoals één dominosteen de andere steen omgooit, zo kan de ene aandoening de andere ontregelen (zie figuur 1.1).

Geriatrische patiënten zijn meestal minder goed in staat om duidelijk aan te geven wat er aan de hand is. Dat komt omdat ze de signalen van het lichaam niet goed herkennen of doordat voor hen juist het communiceren een probleem is.

Doordat door veroudering het menselijk lichaam verandert, zijn ouderen veel gevoeliger voor bepaalde medicijnen. Juist vanwege de chronische ziekten gebruiken ouderen meer medicijnen die elkaar onderling ook kunnen beïnvloeden. Met de toename van het aantal gebruikte geneesmiddelen neemt ook de trouwe inname ervan af. Dit geldt met name voor middelen die chronisch gebruikt moeten worden, zoals medicijnen tegen hoge bloeddruk of voor een betere werking van het hart. Tussen de 25 en 42% van de groep 65-plussers gebruikt meer dan drie verschillende soorten medicijnen.

De kans is groot dat ouderen naarmate ze ouder worden steeds meer op zichzelf zullen zijn aangewezen. Vrienden, broers en zussen en soms ook hun kinderen verhuizen naar een zorginstelling of sterven. In de hoofdstukken die hierna volgen is telkens aandacht voor een van de veelvoorkomende aandoeningen waarmee een omvallende dominoreeks in gang kan worden gebracht. Zowel op lichamelijk als op psychisch gebied en de invloed ervan op het sociale leven.

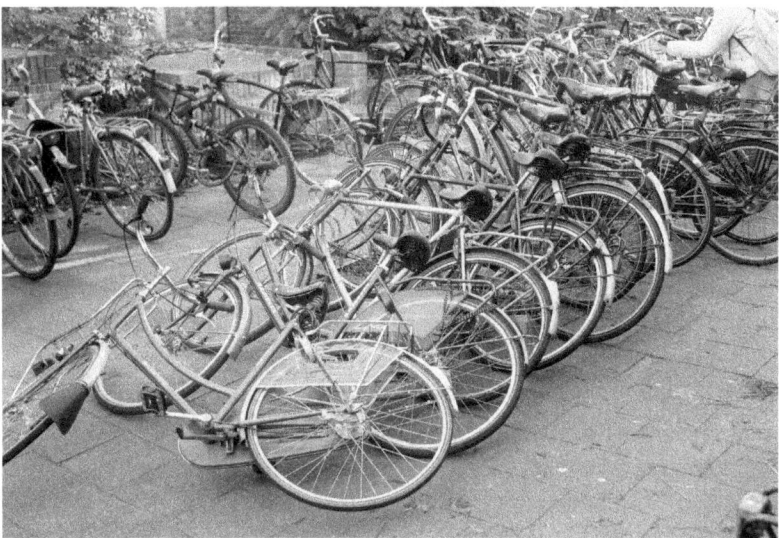

Figuur 1.1 *De ene aandoening kan de andere ontregelen, zoals één fiets een hele reeks kan laten omvallen.*

1.4.1 KWETSBAARHEID

Geriatrische patiënten hebben allemaal te maken met een toegenomen kwetsbaarheid. Voor kwetsbaarheid of broosheid in de ouderdom bestaat een Engels woord dat ook in Nederland veel gebruikt wordt als het om dit onderwerp gaat, namelijk 'frailty'.
Frailty wil zeggen dat een relatief minder ernstige aanleiding de gezondheidsbalans van de oudere schrikbarend kan verstoren.

> **Voorbeeld van een verstoorde gezondheidsbalans**
> Door een blaasontsteking kan een oudere plotseling verward worden, incontinent raken, zich uit het sociale leven terug gaan trekken, huidproblemen krijgen, vallen, minder gaan drinken, de juiste medicatiedosering uit het oog verliezen, een medicijnvergiftiging oplopen en uiteindelijk sterven.

Hoe ouder iemand is, hoe meer kans op toenemende kwetsbaarheid. Zo bestaat er bij 3 tot 7% van de mensen tussen de 65 en 75 jaar kans op kwetsbaarheid terwijl dit percentage bij negentig jarigen opgelopen is tot 32%. Vooral het ervaren van te weinig regie in het leven, depressiviteit en verminderde verstandelijke vermogens vergroten de kans op kwetsbaarheid.

Hoe groter de aard van de kwetsbaarheid, hoe groter het risico dat iemand moet worden opgenomen in een instelling. Als een kwetsbare oudere in een ziekenhuis moet worden opgenomen, dan is daar een veel langer verblijf mee gemoeid, namelijk 25 dagen, terwijl een zelfstandige patiënt gemiddeld dertien dagen in het ziekenhuis verblijft. Kwetsbaarheid legt niet alleen druk op de oudere zelf, maar ook op de capaciteit en kosten van de gezondheidszorg. Om deze reden is onder meer de wetenschap op verschillende fronten bezig meetinstrumenten te ontwikkelen om juist deze groep ouderen in een zo vroeg mogelijk stadium op te sporen. Hoe eerder de onderliggende ziekten namelijk duidelijk zijn, hoe sneller de kwetsbaarheid kan worden verminderd en des te meer kans op beperking van de gevolgen voor de patiënt. Dat betekent dus kwaliteitswinst voor de patiënt, maar ook minder kosten voor de gezondheidszorg. Dat lijkt simpel, maar hoe bereik je dat?

1.5 Multidisciplinaire samenwerking

Geriatrische patiënten verkeren regelmatig niet in de omstandigheden om de signalen die hun gezondheid bedreigen zelf goed te kunnen interpreteren en daaraan uitdrukking te geven. Daardoor zijn ze aangewezen op de mensen in hun omgeving.

Om geriatrische problemen in een vroeg stadium effectief aan te kunnen pakken, is multidisciplinaire samenwerking belangrijk. Bij geriatrische patiënten zijn meestal disciplines betrokken als verpleegkundigen, helpenden en verzorgenden, de fysiotherapeut, ergotherapeut, diëtist, meestal ook een psycholoog, maatschappelijk werkers en psychische verzorgers. De arts (geriater, specialist ouderengeneeskunde, huisarts) staat als behandelaar aan het hoofd van het multidisciplinaire team. Van alle disciplines staan verzorgenden en verpleegkundigen het dichtst bij in het contact met de patiënt. Hun opmerkzaamheid is in heel veel gevallen het vertrekpunt van de multidisciplinaire zorg. Wetend dat een blaasontsteking onrust kan veroorzaken, stellen zij de arts dan snel op de hoogte. De arts onderzoekt vervolgens wat er aan de hand is en start een behandeling. Zo'n adequate aanpak kan dagen van ellende en functieverlies schelen.

Vanzelfsprekend geldt ook dat goede onderlinge samenwerking, duidelijke en volledige verslaglegging in het zorgdossier, het zich houden aan een opgesteld plan en tijdig evalueren essentiële ingrediënten zijn van kwalitatief goede zorg (zie ook *Basiszorg* boek 1, hoofdstuk 3: Methodisch werken).

Zorg voor geriatrische patiënten doet in alle opzichten een beroep op die vaardigheden die veel verzorgenden die werken in de zorg beheersen en waarmee ze zich onderscheiden van anderen in de zorg voor hulpbehoevende mensen.

In de geriatrische zorg gaat het vooral om:
1 herkennen wat er aan de hand is;
2 helpen behouden van wat de oudere zelf nog kan;
3 ondersteuning bij datgene wat niet meer gaat.

Meer lezen?

Dito JC, Stavast T, Zwart DE. Basisboek 1, hoofdstuk 3, Methodisch werken. Houten: Bohn Stafleu van Loghum, 2008. ISBN 9789031349685.

Dito JC, Stavast T, Zwart DE. Basiszorg, boek 2, hoofdstuk 22, Samenwerken en afstemmen van de zorg. Houten: Bohn Stafleu van Loghum, 2008. ISBN 9789031360666.

Spieker P. Dossier patiëntveiligheid: Kwetsbare ouderen. Bijzijn, 21 aug. 2009.

Websites

www.rivm.nl (http://www.rivm.nl/vtv/object_document/o2308n18838.html). Actuele gegevens over vergrijzing, de levensverwachting, sterftecijfers en uitleg over begrippen als grijze druk en ziektelast.

http://www.youngatheartchorus.com/film.php. Een voorbeeld van succesvol ouder worden. Hoe ouderen erin slagen om op heel bijzondere wijze jong van hart te blijven.

www.vmszorg.nl. Het VMS (veiligheidsmanagementsysteem) vormt het systeem waarmee ziekenhuizen risico's signaleren, verbeteringen doorvoeren en beleid vastleggen, evalueren en aanpassen. Het regelt patiëntveiligheid in de praktijk, waaronder die van de kwetsbare ouderen die opgenomen zijn in het ziekenhuis.

Ondervoeding, een gewichtig probleem

2.1 Inleiding

Bij ondervoeding denken veel mensen aan uitgemergelde kinderen uit derdewereldlanden, aan oorlog, armoede en uitzichtloze situaties. Het zal hen dan ook verbazen dat er in Nederland ook sprake is van ondervoede mensen. De situatie waarin en de manier waarop deze ondervoeding ontstaat, zijn echter anders. Vooral kwetsbare ouderen bevinden zich in de gevarenzone. In 2008 bleek 25% van de ouderen die in een verzorgingshuis wonen ondervoed te zijn. Voor ouderen die in een verpleeghuis wonen, was dit percentage ruim 30. In het ziekenhuis is de kans dat ouderen ondervoed zijn het grootst, namelijk bij ruim 39%. Ook ouderen die thuiszorg ontvangen, behoren tot de risicogroep.

In veel instellingen zijn deze cijfers bekend. De laatste jaren zijn er namelijk LPZ-metingen (Landelijke Prevalentie Zorgproblemen) verricht. Vooral in de instellingen waar deze metingen zijn gedaan, is er aandacht voor dit probleem. Toch bestaat de indruk dat de cijfers ten aanzien van ondervoeding nog veel verder omlaag kunnen. Vooral kennis, blijvende hulp en aandacht zijn nodig om het probleem van ondervoeding tegen te gaan.

In een tijd waarin overgewicht zo'n groot probleem is, lijkt dat juist eerder een voordeel dan een nadeel. Veel jongere mensen zouden er jaloers op kunnen zijn. Dat maakt dit probleem ook zo verraderlijk. Zelfs een te zware oudere kan beter niet zomaar onbedoeld afvallen. Er treedt dan namelijk niet alleen verlies van vet, maar ook van spiermassa op. Door afbraak van spieren neemt de eiwitbehoefte toe. Anders dan bij gecontroleerd gewichtsverlies via een uitgebalanceerd dieet, krijgt de oudere bij onbedoeld gewichtsverlies onvoldoende calorieën en voedingsstoffen binnen (vitamine A, B, C en D, eiwitten en foliumzuur). Vitamine D-tekort komt zeer vaak voor bij ouderen. Gebrek aan vitamine D vergroot onder meer het risico op botbreuken.

Vaak hebben oudere mensen zelf ook geen idee welk risico ze met een onevenwichtig voedingspatroon lopen. Ondervoeding vermindert de weerstand, waardoor het risico op infecties groter wordt. Denk daarbij aan longontsteking, blaasontsteking en sepsis. Bij dit laatste is sprake van bacteriegroei in het bloed en in de volksmond wordt dit ook wel bloedvergiftiging genoemd. Vooral zo'n infectie is dodelijk als er niet heel snel behandeling volgt. Ook krijgt een ondervoede oudere sneller wonden, bijvoorbeeld in de vorm van decubitus. Bij ondervoeding genezen wonden niet of nauwelijks.

Mevrouw Groen verliest zes kilo gewicht in zes maanden

Mevrouw Groen woont samen met haar man in een woning naast een verzorgingshuis. Ze lijdt aan de ziekte van Parkinson. Meneer Groen ondersteunt zijn vrouw, daarnaast krijgt mevrouw Groen persoonlijke verzorging van de thuiszorg en heeft ze hulp in de huishouding. Sinds kort maakt het echtpaar gebruik van de maaltijdvoorziening van het verzorgingshuis.

Op een morgen vertelt mevrouw Groen tegen de verzorgende dat ze in gewicht is afgevallen en als ze zich later weegt blijkt ze 52 kg te wegen. In totaal heeft ze zes kilo in drie maanden tijd verloren. Haar kleding zit nu veel te ruim (figuur 2.1). Door de ziekte van Parkinson heeft mevrouw Groen verschijnselen van speekselvloed, wat ze zelf 'kwijlen' noemt. Haar handen beven en dus morst ze vaak. Bovendien kan ze niet zo snel eten, zodat het eten halverwege de maaltijd al is afgekoeld. Daarbij zit haar kunstgebit ook nog eens los, wat het kauwen er niet gemakkelijker op maakt.

Bij wie eenmaal ondervoed is neemt de belastbaarheid af. De oudere kan zich daardoor sloom en passief gaan voelen. De neiging om in bed te blijven liggen, wordt daardoor steeds verleidelijker. Ondervoeding leidt tot een verhoogd risico op decubitus en een verminderde weerstand. Hiermee wordt het risico op bijvoorbeeld longontsteking groter. Ook kan het niet meer helder kunnen denken van de oudere een probleem gaan vormen. Dit laatste leidt er regelmatig toe dat de mensen uit de omgeving gaan twijfelen aan de verstandelijke vermogens van de oudere en daarbij kunnen denken aan dementie.

2.2 Ondervoeding, hoe komt het?

Ondervoeding ontstaat als het lichaam te weinig calorieën en voedingsstoffen binnenkrijgt. Dat kan het gevolg zijn van te weinig eten, maar dat is het vaak niet alleen. Bij iemand die qua hoeveelheid wel

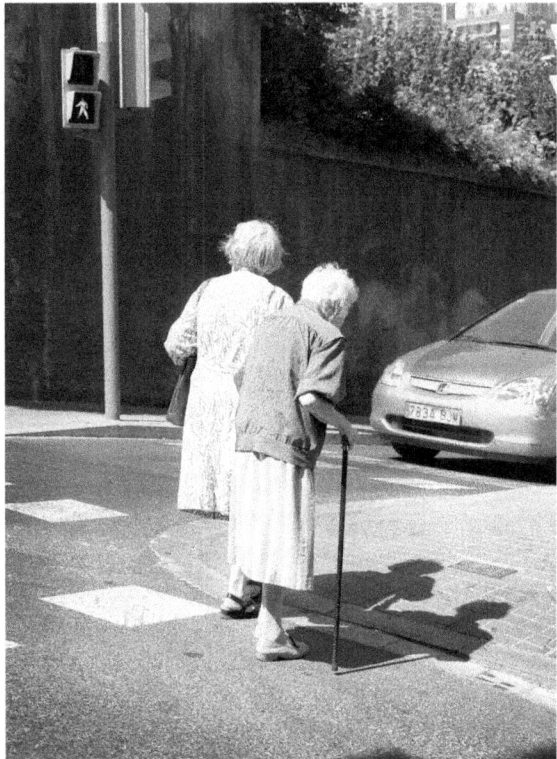

Figuur 2.1 De te ruime kleding bij de dame rechts kan op gewichtsverlies wijzen.

voldoende eet, maar niet de juiste voedingsstoffen binnenkrijgt, ontstaat ook ondervoeding. Sommige oudere mensen eten bijvoorbeeld alleen maar soep uit blik met witbrood of voorverpakte bami uit de supermarkt. Maar waarom doen ouderen dit nu eigenlijk?

2.2.1 VERANDERINGEN DOOR HET OUDER WORDEN

Alleen zijn

De meeste mensen zijn sociale wezens en zij voelen zich het gelukkigst als ze zich in een groep bevinden waar men elkaar waardeert en iets voor elkaar kan betekenen. Ook voor het gebruik van de maaltijd geldt dat de meeste mensen dit het liefst in gezelschap van dierbare anderen doen.

Veel ouderen wonen en eten alleen. De motivatie om elke dag wat anders te bedenken, te kopen, naar huis te vervoeren, te bereiden en op te eten, moet men uit zichzelf halen. Er is niemand die zegt: 'Goh, wat heb je lekker gekookt' of 'Bah, alweer soep met witbrood'. Tijdens de maaltijd ontbreken bij hen de gesprekken die het eten zo gezellig kunnen maken. 'Zien eten, doet eten', luidt het gezegde en meestal klopt dat ook.

Als een alleenstaande klaar is met eten, wacht de afwas en het opruimen en als dit elke dag terugkomt is de verleiding groot om het zich zo gemakkelijk mogelijk te maken. Met andere woorden: houdbare producten die snel klaar zijn en weinig afwas opleveren. Wie een dergelijk eenzijdig patroon een paar weken volhoudt, zal al snel een voedingsachterstand hebben opgebouwd.

Alleen zijn kan ook een reden zijn voor sombere gevoelens en verdriet, bijvoorbeeld door het gemis van dierbaren. Wie ooit liefdesverdriet heeft gehad, kent het knoop-in-de-maag-gevoel en weet hoe eten je dan kan gaan tegenstaan.

Moeilijker bij winkels kunnen komen

Ouderen in de grote stad kunnen zich te angstig voelen om alleen de deur uit te gaan. Bijvoorbeeld omdat ze zich onzeker ter been voelen en bang zijn om te vallen of uit angst om beroofd te worden. Vroeger waren er boodschappenwagens, zoals die van de SRV, en bestonden er veel meer buurtwinkeltjes. Veel van deze (mobiele) winkeltjes zijn verdwenen omdat de concurrentie van de grote en goedkopere supermarkten te groot werd. Voor veel oudere mensen is dat jammer, want de grote supermarkten bevinden zich vaak buiten de stad en zijn onbereikbaar voor wie niet meer durft te fietsen of geen auto heeft.

Financiën

Daarnaast kan het ook zijn dat ouderen minder geld hebben. Niet alle ouderen hebben een pensioen en al krijgen ouderen wel AOW, voor velen geldt dat het lastig kan zijn om hiervan rond te komen. Een blik soep van nog geen twee euro is goedkoper dan een warme maaltijd van de maaltijdvoorziening.

Beperkingen

Dan zijn er ook nog de lichamelijke en psychische beperkingen door aandoeningen die op oudere leeftijd vaak voorkomen. Denk hierbij aan het beven bij de ziekte van Parkinson, verlamming aan één lichaamszijde na een hersenbloeding, een delier of een vorderende dementie. De verschijnselen van deze aandoeningen kunnen de getroffen bijzonder dwarszitten bij het bedenken, kopen en/of klaarmaken van eten.

Dementie bij alleenwonende ouderen bijvoorbeeld is regelmatig een reden om het gas af te sluiten en lucifers weg te nemen. De bereiding van eten is door vergeetachtigheid en het niet meer goed weten hoe je handelingen moet uitvoeren te gevaarlijk. Denk aan gas dat blijft aanstaan of vergeten pannen op het vuur. Dat is niet alleen gevaarlijk voor de demente oudere, maar ook voor omwonenden.

Niet-verse of zelfs bedorven producten uit de koelkast vormen in dit geval een risico op zich. Dementie in een gevorderd stadium kan bovendien gedragsveranderingen met zich meebrengen. Voedselweigering komt regelmatig voor, maar dit hoeft niet te betekenen dat ouderen geen eten willen. Het is ook mogelijk dat ze voedsel niet meer herkennen of dat ze niet meer precies weten wat er gedaan moet worden en het moeilijk vinden om dit te laten zien.

Eetlust

Eetlust ofwel de trek in eten verandert als mensen ouder worden. Ook al is het eten smakelijk, gezond en toegankelijk, toch raakt de oudere er niets van aan (figuur 2.2). Ouderen raken minder gevoelig voor de inwendige signalen die het lichaam geeft en die signalen zijn ook minder sterk. Niet alleen het hongergevoel neemt dus af, ouderen ontvangen het signaal van het hongergevoel ook minder duidelijk. Bij ouderen die zich weinig lichamelijk willen of kunnen inspannen, speelt dit een nog sterkere rol, want zij verbranden minder energie. Ook verandert de intensiteit van geur en smaak naarmate men ouder wordt. Terwijl bij jongeren de maag gaat knorren als tegen etenstijd de kookgeur van de buren in de neus terechtkomt, is dit bij veel ouderen niet het geval. Als de geur en de smaak vervlakken, genieten zij minder van het eten en dit kan reden zijn om zich niet meer op het eten te verheugen. Die reuk- en smaakvervlakking treedt nog sterker op bij degenen die roken.

Het gebit

De kaak en het gebit veranderen eveneens bij het ouder worden. Dit bemoeilijkt het kauwen van voedsel. Naarmate een oudere meer verschijnselen krijgt van ziekten, waardoor de lichamelijke en/of psychische functies achteruitgaan, neemt het risico op verwaarlozing van het gebit ook toe. Men komt niet meer toe aan de jaarlijkse controle bij de tandarts en kan ook het poetsen niet meer opbrengen, met alle gevolgen van dien.

De kaak slinkt door verlies van botmassa, waardoor een gebitsprothese los kan gaan zitten. Maar weinig ouderen met een gebitsprothese zijn zich ervan bewust dat een tweejaarlijks bezoek aan de tandarts of tandtechnicus een hoop ellende kan voorkomen. Pijnlijke zweertjes op het mondslijmvlies worden in 90% van de gevallen veroorzaakt door een niet goed passende gebitsprothese.

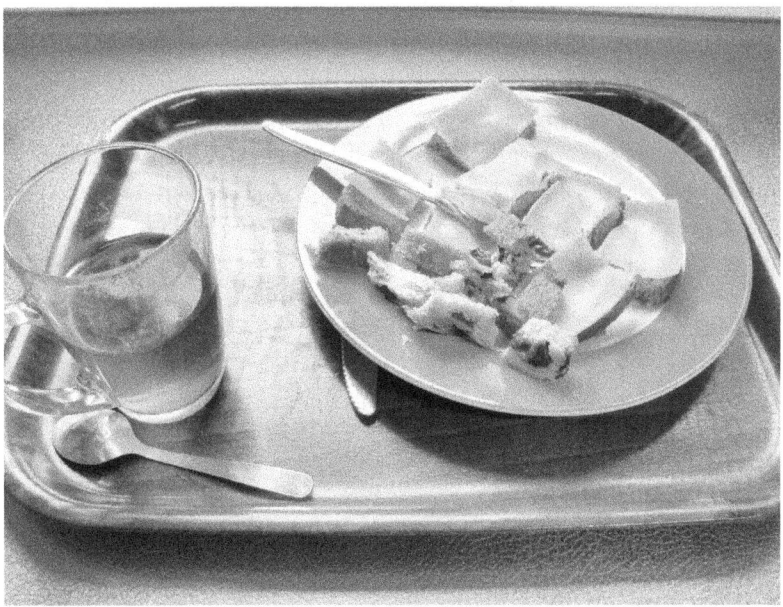

Figuur 2.2 *Deze maaltijd gaat terug naar de keuken zonder dat de oudere gegeten heeft. Gebrek aan eetlust veroorzaakt gewichtsverlies.*

Ziekten en medicijnen

De gevolgen van zowel lichamelijke als psychische ziekten kunnen de eetlust of het eten zelf grondig bederven. Denk aan de ziekte van Parkinson van mevrouw Groen uit de casus in paragraaf 2.1. Een depressie kan de zin in eten of het initiatief om te gaan eten behoorlijk doen afnemen. Zo zijn er heel veel aandoeningen die kunnen leiden tot ondervoeding. Denk daarbij aan suikerziekte, COPD, kanker, hartfalen, obstipatie, maar ook aan een flinke koorts bij griep of diaree waardoor een voedingsachterstand eveneens snel wordt opgebouwd. Daarnaast kunnen medicijnen een behoorlijk vervelend effect hebben op de eetlust. Dit ontstaat doordat ze de beleving van de smaak veranderen of doordat misselijkheid of obstipatie als bijwerking optreedt. Medicijnen kunnen ook nog eens nadelige bijwerkingen hebben op het slijmvlies van de maagwand of op de zuurgraad van de spijsverteringssappen.

2.3 Verschillende methoden om ondervoeding vast te stellen

SNAQrc-toolkit

De Stuurgroep Ondervoeding ('wie beter eet, wordt sneller beter') zet zich in om vroege herkenning en een adequate behandeling van ondervoeding in te voeren in de gehele Nederlandse gezondheidszorg. Voor thuis, het ziekenhuis en in het verzorgings- en verpleeghuis ontwikkelde ze daarvoor verschillende handzame zakkaartjes voor de herkenning van ondervoeding. In figuur 2.3 staat een voorbeeld in zwartgroen van een van de kaartjes die via de website www.stuurgroepondervoeding.nl te bestellen of te downloaden zijn. In kleur komt het stoplicht (groen is veilig, oranje betekent 'pas op' en rood is de gevarenzone) heel goed tot zijn recht.

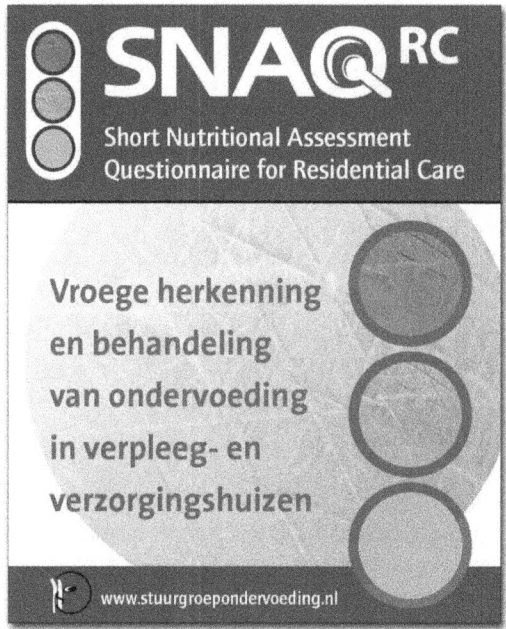

Figuur 2.3 Met de SNAQ-toolkit is vroege herkenning en beoordeling van ondervoeding mogelijk.

Body mass index (BMI)

Een ander hulpmiddel om ondervoeding te kunnen berekenen, is de body mass index (BMI).
De BMI geeft inzicht in de verhouding van het gewicht ten opzichte van de lengte. Daarvoor geldt de formule:

BMI = gewicht in kilogrammen gedeeld door het kwadraat van de lengte in meters.

Dus voor een persoon die 1,65 meter lang is en 52 kg weegt, betekent dit: 52:(1,65x1,65)= 52:2,7= 19,3. Wie hierover meer wil weten, kan de website van het Voedingscentrum (www.voedingscentrum.nl) raadplegen en daarbij de zoekterm 'BMI' invoeren.

2.4 Wat te doen aan ondervoeding?

2.4.1 MULTIDISCIPLINAIRE AANPAK

De behandeling van vooral ernstige ondervoeding is het effectiefst als het multidisciplinair gebeurt. De arts moet altijd op de hoogte zijn van de ondervoeding. Inschakeling van de andere disciplines, zoals de diëtiste, verloopt via de arts. Als sprake is van slikproblemen, moet de logopediste meekijken. Voor onder meer het slikken kan advies over de juiste zithouding gewenst zijn. Dit is dan een indicatie voor de inzet van een ergotherapeut. In het multidisciplinair overleg zal een behandelplan worden afgesproken.

2.4.2 WEGEN EN METEN

Uitgangspunt voor een goed behandelplan is het gezonde gewicht van de oudere. Dit is het gewicht van voor de gewichtsafname. Natuurlijk is het huidige gewicht ook van belang en als het even kan ook de lengte. Als een oudere niet goed kan staan, hoeft dat geen probleem te zijn. Het gewicht kun je namelijk ook meten als de oudere zich in een (moderne) tillift bevindt. Bovendien kun je de lengte ook zittend meten. De oudere moet de armen dan gestrekt in het verlengde van de schouders houden. De afstand van vingertop tot vingertop komt dan ongeveer overeen met de lichaamslengte.

> **Hoeveel calorieën?**
> De aanbevolen hoeveelheid energie-inname is voor vrouwen ouder dan 65 jaar ongeveer 1850 kcal en voor mannen 2100 kcal per dag. Met behulp van onderstaande formule kan de persoonlijke energiebehoefte preciezer worden uitgerekend. Iemand die 1,80 cm lang is en 80 kg weegt heeft namelijk meer nodig dan degene die 1,50 cm lang is en 45 kg weegt.
>
> Formule
> De energiebehoefte is te berekenen door het gewicht te vermenigvuldigen met de getallen 25 en 30. De getallen die hierbij ontstaan zijn de grensgetallen waartussen de energiebehoefte valt. Iemand die bijvoorbeeld 80 kilo weegt, heeft dus tussen de 2000 en 2400 kcal nodig, terwijl iemand die 45 kilo weegt tussen de 1125 en 1350 kcal binnen moet krijgen.

2.4.3 BIJHOUDEN VAN EEN VOCHT-VOEDINGSLIJST

Om te weten te komen waar de dagelijkse maaltijd uit bestaat, kan het bijhouden van een vocht- en voedingslijst handig zijn. Deze moet een aantal dagen zo volledig mogelijk worden ingevuld.
Zo kun je vaststellen hoeveel en wanneer iemand calorieën binnenkrijgt en of dit overeenkomt met de aanbevolen hoeveelheid.

2.4.4 OPTIMALISEREN VAN DE MEDISCHE BEHANDELING

De arts kan het nodig vinden om bij patiënten als mevrouw Groen uit paragraaf 2.1 de hulp van een medisch specialist in te roepen. Bij haar kan mogelijk de geriater of neuroloog iets betekenen. Betere instelling op de parkinsonmedicatie kan de symptomen die het eten momenteel bemoeilijken, verminderen. Het is belangrijk om na te gaan of de inname van medicijnen op het voorgeschreven tijdstip goed verloopt. Bij medicatie voor de ziekte van Parkinson is dit extra belangrijk, omdat de medicatie de signaaloverdracht in de hersenen gelijkmatig en optimaal houdt en daarmee de symptomen van de ziekte het best bestrijdt. Instelling op deze medicatie is regelmatig een zoektocht naar de juiste dosering en tijd van inname, soms ook op onregelmatige tijden, zoals 's nachts.
Ook behandeling van pijn, obstipatie of een acute ziekte zijn voorbeelden van interventies waartoe de arts zou kunnen besluiten.

2.4.5 HET ETEN ZELF

Frequenter kleine maaltijden nuttigen, legt minder beslag op de maag dan drie grote maaltijden. Voorbeelden van kleine maaltijden zijn een plak ontbijtkoek met boter, een beschuit met kaas of een banaan met slagroom. Ook kun je energieverrijkte dranken maken. Bijvoorbeeld door yoghurt met fruit, met vitamine C verrijkte siroop en slagroom te shaken of door (warme) chocolademelk met slagroom te geven.
De diëtiste zal bij ondervoeding meestal eiwit- en energieverrijkte maaltijden adviseren, vooral als er sprake is van ernstige ondervoeding.

Consistentie

Ook is van belang na te gaan of de consistentie van het eten goed is. Bij mensen met weinig energie kan het kauwen al te veel zijn en is het goed om (tijdelijk) over te stappen op gepureerde warme maaltijden (vlees, groente, aardappelen), lekkere toetjes en vruchtenmoes. Veel ouderen houden van de ouderwets gemaakte, warme havermout-, griesmeel- of rijstepappen. Aan al deze voedingsmiddelen en ook in dranken kunnen extra calorieën worden toegevoegd, bijvoorbeeld met behulp van het poeder Fantomalt van Nutricia. De diëtiste kan besluiten om energie of eiwitverrijkte drinkvoeding te adviseren. Deze drinkvoeding is beschikbaar via de apotheek en kost ongeveer 2,5 euro per pakje. Voor een dagelijkse hoeveelheid voor iemand die volledig op drinkvoeding is aangewezen, zijn tussen de vijf en zeven pakjes nodig. Het is raadzaam om bij de ziektekostenverzekeraar na te gaan of en onder welke voorwaarden voor drinkvoeding vergoeding plaatsvindt.

2.4.6 HULP EN VOORZIENINGEN

In de thuissituatie kan ondersteuning door mantelzorgers nuttig zijn bij het toezien op de inname van voldoende gevarieerde voeding, hulp bij het doen van boodschappen en het bereiden van de maaltijd.
Bij ouderen met een beperkt sociaal netwerk is het in veel gevallen mogelijk om mee te eten bij het dichtstbijzijnde verzorgingshuis of gebruik te maken van de plaatselijke maaltijdvoorziening zoals tafeltje-dek-je. Voor ouderen met financiële problemen zou de gemeente ondersteuning kunnen bieden, bijvoorbeeld door na te gaan of zij wellicht voor financiële toelagen in aanmerking komen. Op de website van het Voedingscentrum staan niet alleen recepten en adviezen, maar ook tips hoe je met minder geld toch gezond kunt eten.

2.4.7 RUST EN GEZELLIGHEID, HULPMIDDELEN EN ZITHOUDING

Ouderen gaan meer eten als de omgeving sfeervol, rustig en gezellig is. Dit is aangetoond door wetenschappelijk onderzoek, maar ook goed voorstelbaar. Vrijwel iedereen eet liever in een prettig restaurant dan in een drukke snackbar. Een gedekte tafel met tafellaken en echte borden valt beter in de smaak dan eten van een blad met een drievaksbord. En als hulp nodig is, is het beter aan tafel te komen zitten dan druk heen en weer te lopen.
Bij mensen die er langer over doen om te eten kan een warmwaterbord handig zijn. Veel hulpmiddelen zijn via internet of bij thuiszorgwinkels verkrijgbaar. Ook is er aangepast bestek in de handel dat het eten voor mensen met fysieke beperkingen vergemakkelijkt.
Daarnaast is bij het eten de zithouding een aandachtspunt: goed rechtop zitten in een passende stoel (zie figuur 2.4). Als het niet anders kan mag het ook in bed, maar dan met het bovenlichaam in een heuphoek van 90-110 graden.

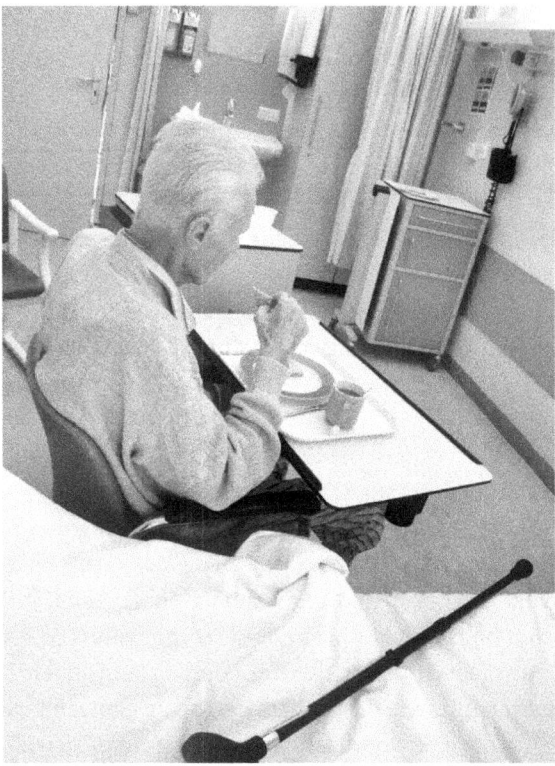

Figuur 2.4 Goed rechtop zitten maakt eten en slikken makkelijker.

2.4.8 DE CONDITIE VAN DE MOND

Als het gebit niet goed past, is het risico groot dat er wondjes ontstaan die het kauwen bemoeilijken. Een gebit moet als het even kan zo snel mogelijk passend worden gemaakt. Tot die tijd kan men beter zachte voeding gebruiken en de mond, tanden of het kunstgebit goed schoonhouden.

Bij veel ouderen die aan een aantal ziekten lijden en daardoor kwetsbaar zijn, is ook de tong niet schoon. Dat is te zien aan een witte aanslag. Dit kunnen sporen zijn van de pap van de avond ervoor, maar er kan ook sprake zijn van een schimmelinfectie. Een schimmelinfectie voelt vaak onaangenaam aan en ontstaat als de lichamelijke weerstand is verminderd. Maar een ernstiger nadeel is dat een mond die niet goed schoon is voor complicaties zoals een longontsteking kan zorgen.

Mondzorg

Bijwerkingen van medicijnen zoals antibiotica kunnen ook mondproblemen geven. Dit geldt ook voor inhalatiemedicatie, ook wel 'pufjes' genoemd. Het betreft dan vooral de pufjes met corticosteroïden. Dit zijn: budesonide (Pulmicort), beclometason (Becotide, Aerobec, Qvar, Becloforte) en fluticason (Flixotide). Na gebruik moet de gebruiker de mond goed spoelen, anders is er risico op schimmelinfectie. Tegen schimmelinfectie in de mond (zie figuur 2.5) kan de arts een middeltje voorschrijven, maar belangrijk is natuurlijk om de oorzaak aan te pakken, anders is het probleem zo weer terug. Goede mondverzorging is dus heel belangrijk. In de Richtlijn Mondzorg (zie Meer lezen? aan het einde van dit hoofdstuk) is te lezen hoe verzorgenden de mondzorg het beste uit kunnen voeren.

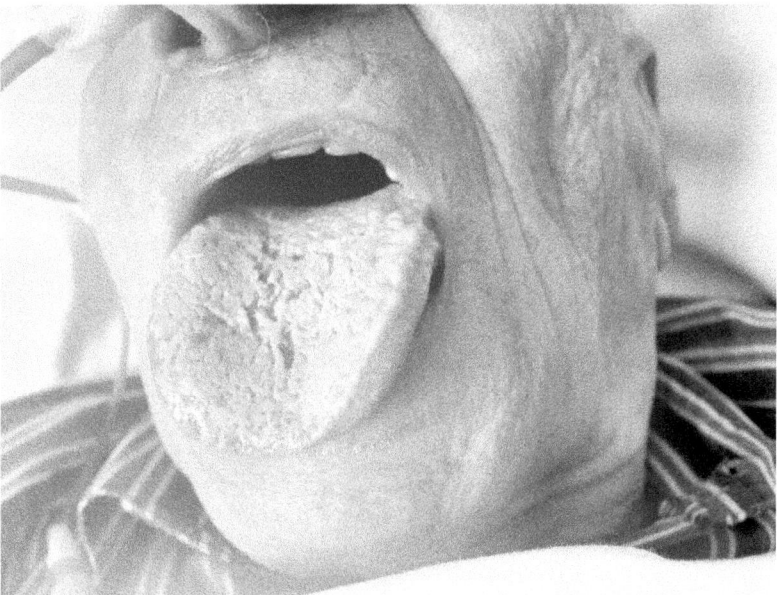

Figuur 2.5 *Mondschimmel vermindert de smaak en bemoeilijkt het kauwen en slikken.*

2.5 Tot slot: geef jezelf niet op de kop

Oplossen van een voedingsprobleem bij ouderen kan – zeker als dit pas laat is onderkend – ingewikkeld zijn en lang niet altijd wordt het doel bereikt dat het team voor ogen had. Probeer je niet te snel persoonlijk aangesproken te voelen als een patiënt bij jou niet eet en bij je collega wel. Veel kan afhangen van je houding, maar voedingsproblemen zijn hiermee niet altijd te voorkomen. Hoe positiever en meer ontspannen je kunt blijven, hoe minder druk de patiënt ervaart. Als je je hierbij toch beroerd blijft voelen, dan kan het helpen dit in het team te bespreken.

Meer lezen?

Bosch HJH in den, Groenewoud JH, Lange J de. Omgaan met afweergedrag bij eten en drinken van ouderen. Richtlijn. Kenniskring Transities in Zorg. Hogeschool Rotterdam, LEVV; januari 2009.
Deerenberg-Kessler W, Nieuwlands TCM, Vreeburg EM. Mondzorg en de rol van verpleegkundigen en verzorgenden. Richtlijn uitgegeven door de NVVA, september 2007. ISBN 9789074785020.
Dito JC, Stavast T, Zwart DE. Basiszorg boek 1, hoofdstuk 6.8.1 Mondverzorging; hoofdstuk 7, De zorg voor voeding, Basiswerk, niveau 3. Houten: Bohn Stafleu van Loghum, 2008. ISBN 9789031349685.
Kaart bij Richtlijn Mondzorg bij zorgafhankelijke cliënten in verpleeghuizen. NVVA, 2007.
Richtlijn Mondzorg voor zorgafhankelijke cliënten in verpleeghuizen. Nederlandse Vereniging voor specialisten ouderenzorg en sociaal geriaters (NVVA), Nederlandse Maatschappij voor bevordering van de Tandheelkunde (NMT), Nederlandse Vereniging voor Gerontologie (NvG), 2007.
Vossen C. Hoe ga je om met eten en drinken? Handreiking voor zorgsituaties waarin eten, drinken en kunstmatige voeding een rol spelen. Adviescommissie Ethiek V&VN, september 2006.

Websites

www.snellerbeter.nl. Ondervoeding is opgenomen in het snellerbeter-programma van het ministerie van Volksgezondheid, Welzijn en Sport.
www.stuurgroepvoeding.nl. Deze stuurgroep wil het hoge percentage van ondervoeding terugdringen onder de risicogroepen, waaronder de kwetsbare ouderen.
www.voedingscentrum.nl. Alles over gezonde voeding, ook voor ouderen.
www.zorgvoorbeter.nl/docs/Richtlijn_Mondzorg_-_2007.pdf. Het programma Zorg voor Beter stimuleert organisaties in de langdurende zorg om nu en in de toekomst goede zorg te leveren. De Richtlijn Mondzorg is hiervan een onderdeel.

3 Uitdroging, bij warm weer nog gevaarlijker

3.1 Inleiding

Uitdroging wordt veroorzaakt door een te laag vochtgehalte in het lichaam, waarbij de lichaamsweefsels een tekort aan water hebben. Dit probleem komt vaak voor in de zorg voor kwetsbare ouderen. Maar liefst meer dan de helft van de 70-plussers die voor opname in het ziekenhuis komen, heeft uitdrogingsverschijnselen. Gek genoeg is de oudere zelf zich vaak helemaal niet bewust van de dreigende uitdroging. Dat komt doordat met de jaren de regelende functies van het lichaam afnemen. Zo hebben ouderen minder vaak dorst en dat is de reden dat ze er niet altijd aan denken om te drinken. Als het dan warm weer is, ontstaat er een probleem. Gevolg hiervan is dat het lichaam meer vocht verliest.

Het is duidelijk: uitdroging vergroot de kwetsbaarheid van ouderen. Als uitdroging onopgemerkt blijft, kan een oudere uiteindelijk aan de gevolgen overlijden. Een gevaarlijk verschijnsel.

Meneer Achouitar drinkt een halve liter per dag

De heer Achouitar heeft een indicatie voor kortdurend verblijf in een verpleeghuis. Hij revalideert er na een hersenbloeding. Die ochtend krijgt de verzorgende op een vraag geen antwoord van meneer Achoutiar. Hij maakt een versufte indruk. Als ook haar collega het niet vertrouwt, waarschuwt ze de arts. De arts onderzoekt meneer en stelt vragen aan de verzorgende om te weten te komen welke problemen er spelen. De heer Achouitar heeft een verlamming aan één zijde. Hierdoor verslikt hij zich wel eens. Hij drinkt weinig, de laatste twee dagen niet meer dan ongeveer een halve liter per dag. Meneer Achouitar is ook afgevallen. Twee weken geleden woog hij nog 84 kg, nu nog maar 78 kg. Bovendien heeft hij verschijnselen van obstipatie en is zijn urine donker van kleur. De arts besluit de heer Achouitar op te laten nemen in het ziekenhuis vanwege uitdrogingsverschijnselen.

3.2 Hoe ontstaat uitdroging?

3.2.1 INLEIDING

Bij het ouder worden neemt de hoeveelheid lichaamsvocht af. Het menselijk lichaam bestaat voor meer dan de helft uit water en in dit lichaamswater zitten opgeloste mineralen. Het lichaamswater bestaat uit bloed en het zit in de lichaamscellen en de ruimte daaromheen. Het heeft een aantal functies. Doordat lichaamsvocht door het lichaam circuleert, houdt dit de lichaamstemperatuur op peil. Ook de bloeddruk is afhankelijk van de hoeveelheid vocht die zich in de bloedbaan bevindt. Bovendien vervoert het lichaamsvocht voedings- en afvalstoffen. De uitwisseling hiervan gebeurt door de celstofwisseling en dit kan minder goed plaatsvinden als het lichaam is uitgedroogd. Een vochtverlies van 10 procent is ernstig en bij een vochtverlies van 20 procent kan iemand komen te overlijden.

3.2.2 OORZAKEN VAN UITDROGING

Verminderd dorstgevoel

Door veroudering vermindert het dorstgevoel. Een oudere is er zich daardoor niet altijd van bewust dat het lichaam toe is aan vocht. Een vochtachterstand ontstaat dan vaak heel geleidelijk.

Vochtverlies

Acuut vochtverlies komt ook voor. Bijvoorbeeld door diarree of braken, maar ook bij lichamelijke inspanning of warmte, zoals na een lange wandeling in de zon of na een bezoek aan de sauna.
Ook koorts versnelt het risico op uitdroging aanzienlijk. Bij koorts neemt de zweetproductie toe en de ademhaling gaat dan sneller. Doordat vocht ook uitgeademd wordt, droogt men dan sneller uit. Iedere graad koorts veroorzaakt 250 ml (een kwart liter) meer vochtverlies per 24 uur.

Verminderde nierfunctie

Door veroudering vermindert de bloeddoorstroming en de omvang van de nieren. Dit komt door vermindering van de hoeveelheid cellen. Deze twee omstandigheden zorgen ervoor dat de nieren van oudere mensen afvalstoffen moeilijker uit het bloed kunnen filteren.

Angst voor incontinentie

Angst voor incontinentie is een veelvoorkomende reden voor ouderen om minder te gaan drinken. De gedachte 'Wat er niet inkomt, hoeft er ook niet uit' lijkt dan wel heel praktisch, maar op termijn kan dat idee levensbedreigend zijn!
Schaamte zorgt ervoor dat ouderen niet graag over plasproblemen praten, terwijl zij zich vaak niet bewust zijn welk risico ze hierdoor lopen.

Warm weer

Warm zomerweer verhoogt het risico op uitdroging. Dat is om een aantal redenen riskant. Midden in de zomermaanden valt namelijk de vakantieperiode en juist dan is er een aanzienlijke kans op een hittegolf. Bij dit hete weer hebben ouderen meer vocht nodig, maar omdat het vakantie is, is er meestal minder personeel. Vooral kwetsbare ouderen, die niet snel uit zichzelf gaan drinken, kunnen hier de dupe van worden. Maar dat is niet het enige. Doordat bij oudere mensen het regelmechanisme van de lichaamstemperatuur verandert, zijn zij kwetsbaarder voor hitte-uitputting of een hitteberoerte.

Hitte-uitputting

Bij hitte-uitputting heeft de oudere een lichaamstemperatuur tussen de 38 en 40 °C. Er zijn klachten zoals kramp in de spieren, hoofdpijn, misselijkheid, duizeligheid of flauwvallen. De oudere kan in zo'n geval het beste stoppen met activiteiten, een koele plaats opzoeken en warme kleding uitdoen. Geef iets zouts, zoals bouillon, te drinken. Koel water over handen, voeten en gezicht helpt ook om af te koelen.
Als er niets in de situatie verandert, kan dit overgaan in een hitteberoerte, een ernstige levensbedreigende aandoening.

Hitteberoerte

Bij een hitteberoerte heeft de oudere een lichaamstemperatuur hoger dan 40 °C, terwijl de hartslag en de ademhaling veel sneller zijn dan normaal. De oudere is verward of suf. Ook kan er sprake zijn van een epileptisch insult. Waarschuw dus meteen de arts. Wie een hitteberoerte krijgt, moet namelijk zo snel mogelijk naar het ziekenhuis. Benut de tijd tot de ziekenhuisopname door de oudere naar een koele plek te brengen. Help om kleding uit te trekken of verwijder dekens. Geef de oudere koel water te drinken als hij bij kennis is en goed kan slikken. Als de oudere dit prettig vindt, koel het lichaam dan verder af door dit af te spoelen met lauw water of te bedekken met lauwe natte doeken. Laat de oudere niet alleen. Als de mogelijkheid voorhanden is, meet dan elk half uur de pols, de temperatuur (en bloeddruk) en schrijf deze waarden op.

Verslikken
Slikstoornissen verhogen het risico op longontsteking doordat er vocht of voeding in de longen terecht kan komen. Een longontsteking vergroot weer het risico op uitdroging doordat dit gepaard kan gaan met koorts.
Wanneer ouderen bang zijn om zich te verslikken, is dit voor hen vaak ook weer aanleiding om minder te gaan drinken (en eten).

Tip: medicatiegebruik
- Oudere mensen gebruiken meer medicijnen.
- Medicatiegebruik en uitdroging vormen een gevaarlijk duo.
- Het risico op medicijnvergiftiging is bij uitdroging aanzienlijk.
- Dat heeft met de vermindering van de nierfunctie te maken.
- Maar ook doordat de concentratie van het medicijn hoger is als de hoeveelheid vocht in het lichaam afneemt.

3.3 Herkennen en voorkomen van uitdroging

Verzorgenden zijn misschien wel degenen die op dit gebied het meest voor de ouderen kunnen betekenen. Bij sommige problemen, zoals verslikken, kan daarbij via de arts de hulp van de logopedist en/of ergotherapeut worden gevraagd.

3.3.1 HERKENNEN VAN UITDROGING
De vochtinname bijhouden
De aanbevolen hoeveelheid om te drinken ligt tussen de 1500 en 2000 ml per dag (dat is gemiddeld 20-25 ml per kg lichaamsgewicht per dag), tenzij er sprake is van een vochtbeperking. Als het warm is of als de patiënt koorts heeft, is 1500 ml echter te weinig.
Bij een patiënt die weinig vocht binnenkrijgt, is het belangrijk de vochtinname bij te houden. Dit kan door het bijhouden van een vochtlijst of door de patiënt om de dag te wegen. De arts bepaalt meestal welke van de twee meetmethoden de meeste kans op succes heeft.

Let op verschijnselen van uitdroging
In het volgende kader staan de kenmerken van (dreigende) uitdroging bij ouderen op een rijtje.

Kenmerken van (dreigende) uitdroging bij ouderen
- Droge lippen en mond en daardoor moeilijker kunnen praten.
- Droge slijmvliezen van neus en ogen.
- De tong is droog en bevat soms groeven of is verdikt.
- De oudere plast weinig en de plas is donkerder van kleur.
- Het lichaamsgewicht neemt af.
- Duizeligheid bij houdingsveranderingen.
- Lusteloosheid of sufheid.
- (Acute) verwardheid.
- Met bloed- en urineonderzoek kan uitdroging met zekerheid worden vastgesteld.

Bij jongere mensen is uitdroging vast te stellen door een stukje huid beet te pakken, bijvoorbeeld van de handrug. De huid veert bij uitdroging niet soepel terug, maar blijft uitgerekt. Bij ouderen werkt dit niet, omdat de huid van ouderen door vermindering van elasticiteit ook uitgerekt blijft als er geen sprake is van uitdroging (figuur 3.1).

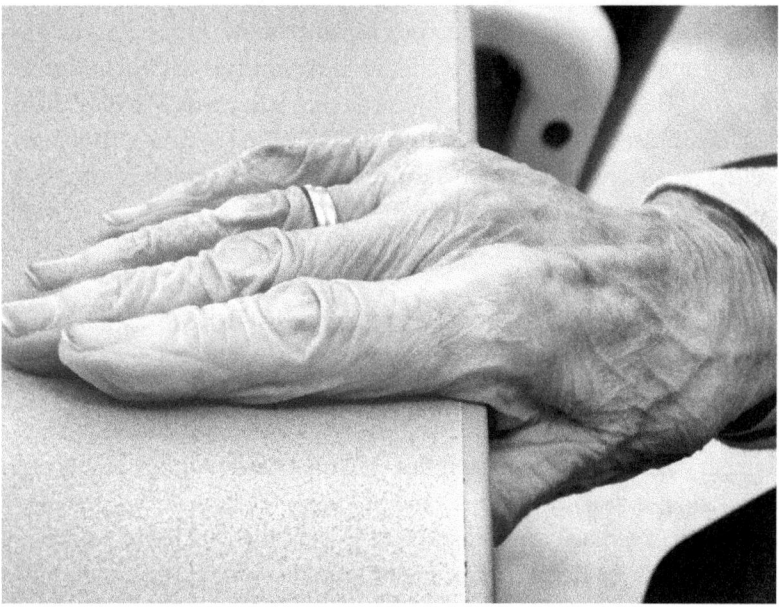

Figuur 3.1 *De oudere huid veert niet soepel terug.*

Let op de kleur en geur van de urine
Bij uitdroging wordt de urine donkerder en vermindert de hoeveelheid. Donkere urine kan ook andere oorzaken hebben. Bewaar altijd

een beetje urine om aan de arts te laten zien. Als de geur van de urine verandert, kan dat komen door een blaasontsteking. Verminderde urineproductie verhoogt namelijk ook het risico op blaasontsteking. Bij een blaasontsteking heeft de urine een sterke, weeïge geur. Ook kan urine bij een blaasontsteking troebel zijn of vlokjes bevatten. Ouderen ervaren bij een blaasontsteking lang niet altijd de pijn bij het plassen die jongeren hebben. Blaasontsteking kan koorts veroorzaken en dus indirect weer meewerken aan uitdroging en het is daarom extra belangrijk om dit op te merken.

3.3.2 VOORKOMEN VAN UITDROGING
Stimuleer voldoende te drinken
Help ouderen wanneer de gelegenheid zich maar voordoet eraan herinneren om te drinken. Als je merkt dat de oudere niets drinkt, kan het nodig zijn om te helpen bij het drinken. Ook contactpersonen kunnen ouderen stimuleren dat ze meer drinken. Bijvoorbeeld door gezelligheid (samen drinken, een waterijsje eten). Denk aan momenten die zich makkelijk lenen voor meer vochtopname, zoals het tandenpoetsen of de medicijninname. Meerdere keren, verspreid over de dag, is beter dan veel vocht in één keer. Vanzelfsprekend drinkt de oudere meer als het lekker is. Smaken verschillen en dus is het belangrijk om na te gaan wat de oudere lekker vindt. In voeding zit ook vocht; denk aan fruit, soep en toetjes. Ook koffie en thee tellen mee. Alcohol drinken is minder verstandig bij dreigende uitdroging, omdat alcohol dezelfde risico's oplevert als medicatie terwijl beide elkaar ook nog eens in ongunstige zin kunnen versterken.

3.3.3 MAATREGELEN BIJ VERSLIKKEN
Bij slikstoornissen is het goed om de logopediste mee te laten beoordelen. Verslikken kan namelijk veel oorzaken hebben en dat is bepalend voor de behandeling ervan. Verslikken is een ernstig en voor de oudere sterk belastend probleem. Mensen slikken wel duizenden malen per dag en verslikken geeft ouderen vaak het gevoel dat ze stikken. Verslikken is vaak de oorzaak van een longontsteking. Er komen dan deeltjes van voedsel of speeksel in de longen, die daar bacteriegroei bevorderen. Een dergelijke longontsteking heet aspiratiepneumonie.

> **Tip: voorkom verslikking**
> Door de volgende eenvoudige maatregelen kan verslikking worden voorkomen:

- Dunne vloeibare dranken (zoals koffie, thee, limonade) verdikken. Dat kan bijvoorbeeld door Nutriton of Nutilis te gebruiken.
- Laat de oudere kleinere slokjes nemen en bied vaker kleine hoeveelheden aan.

Een goede zithouding

Een goede zithouding is heel belangrijk bij het voorkomen van verslikken. Let maar eens op bij het slikken. Het is lastig om te slikken als het hoofd naar achteren gekanteld is, terwijl het een stuk makkelijker gaat als de kin naar de borst is gericht. De stelregel is dan ook dat ouderen die drinken het beste rechtop kunnen zitten. Als de oudere gebruikmaakt van een rolstoel, dan mag deze niet in de kantelstand staan; het drinken in liggende houding is zelfs behoorlijk riskant.

Bij ouderen die verschijnselen hebben van verslikken, kan naast de logopedist het beste ook een ergotherapeut mee adviseren. Het gaat dan om de zithouding en eventuele aanpassingen.

Aangepaste bekers, pas op met de tuitbeker

Welke beker het meest geschikt is, is afhankelijk van de aandoening die in het spel is. Er zijn bekers die gebruikt kunnen worden voor patiënten die hun hoofd niet naar achteren kunnen buigen of hun arm met de beker met moeite zo hoog kunnen heffen dat ze de beker helemaal leeg kunnen drinken. Ook zijn er bekers met twee handvatten voor patiënten die krachtsverlies aan een lichaamszijde hebben.

Bekers met tuit worden regelmatig gebruikt in de ouderenzorg. Deze bekers vergroten het verslikgevaar. De oudere krijgt met een tuitbeker niet de voorbereidende prikkels in de mond die een gezonde slikreflex oproepen. De tuit giet de vloeistof namelijk meteen achter in de mond en deze kan daardoor in de luchtwegen terechtkomen. Ook zuigen ouderen aan de tuit en dit vergroot het verslikgevaar nog meer. De combinatie van tuitbeker en liggende houding is helemaal berucht. Het risico op verslikken is dan zeer groot omdat het vocht dan gemakkelijk in de luchtpijp kan stromen door de zwaartekracht.

3.3.4 MAATREGELEN BIJ KOORTS, BRAKEN, DIARREE, SPEEKSELVLOED

Voor elke graad koorts boven de 38 °C geldt het advies per dag 500 ml extra drinken te geven. Dit is voor ouderen met slikproblemen niet gemakkelijk om te halen. Wees dan extra alert op het grotere risico van uitdroging. Het is belangrijk dat de arts op de hoogte is van deze situatie. Allereerst om te beoordelen welke behandeling er voor de koorts moet worden ingezet en vervolgens om vast te stellen wat er in deze specifieke situatie nodig is. Als een oudere bovendien braakt, diarree heeft of als er sprake is van speekselvloed of overmatige transpiratie, dan heeft hij nog meer vocht nodig.

3.3.5 MONDHYGIËNE EN HUIDVERZORGING

Mondhygiëne blijft belangrijk, vooral bij een droge mond en bij slikproblemen. Blijf ouderen aanmoedigen tweemaal daags het gebit te verzorgen en in ieder geval voor het slapengaan de mond goed te spoelen.
Uitdroging vergroot de risico's op huidbeschadiging. Warmte kan blaasjes, uitslag en jeuk geven en ook kan onderhuidse vochtophoping ontstaan doordat de vaten uitzetten als gevolg van de warmte. In dat geval is er sprake van oedeem.

3.3.6 LET OOK OP OBSTIPATIE

Uitdroging kan ervoor zorgen dat ontlasting indroogt, waardoor obstipatie ontstaat. Laxeermiddelen die vezels bevatten helpen alleen als de patiënt voldoende drinkt. Raadpleeg daarom altijd de bijsluiter.

3.4 Behandeling van ernstige uitdroging: hypodermoclyse

In sommige verpleeg- en verzorgingshuizen schrijft de arts hypodermoclyse (HDC) voor. Uit recente studies komt naar voren dat deze therapie effectiever is om uitdroging te behandelen dan vaak wordt aangenomen. HDC is een methode waarmee subcutaan, dat wil zeggen met een naald onder de huid, vocht toegediend kan worden (figuur 3.2). Deze handeling mag alleen uitgevoerd worden door verpleegkundigen en verzorgenden die daarvoor bevoegd en bekwaam zijn.
Met een HDC kan per naald maximaal 1,5 liter vocht per 24 uur met een snelheid van 20 tot 125 ml per uur via een kleine vleugelnaaldje onder de huid gegeven worden. Er kunnen twee naaldjes tegelijk ingebracht worden, waardoor de hoeveelheid vocht per 24 uur op 3 liter komt.

3.5 Maatregelen bij warm weer en in de vakantieperiode

Bij warm weer is het belangrijk speciaal te letten op kwetsbare ouderen. De Steadman's hitte-index (figuur 3.3) geeft aan wanneer er risico dreigt. Thuiswonende ouderen die om wat voor reden dan ook minder

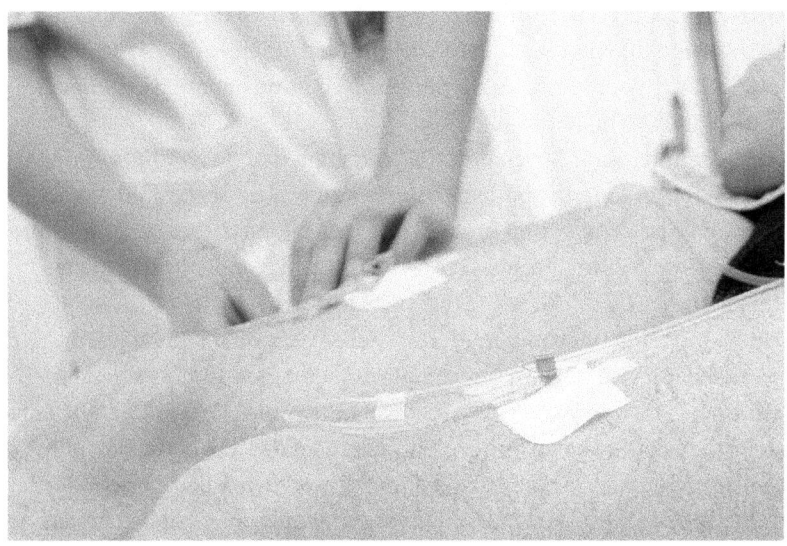

Figuur 3.2 Hypodermoclyse met ingebrachte naaldjes.

Hitte-index volgens Steadman

temp	relatieve luchtvochtigheid (%)										
	0	10	20	30	40	50	60	70	80	90	100
50 °C	44	49	56	61							
45	40	43	46	52	59	61					
40	36	38	40	43	46	51	56				
35	32	33	34	35	37	39	42	45	50		
30	27	28	28	29	30	31	31	32	34	36	38
25	23	23	24	24	25	25	25	25	26	26	26
20	18	18	18	19	19	19	20	20	20	20	20

groot gevaar   gevaar   voorzichtigheid geboden

Figuur 3.3 Steadman's hitte-index, gevaarscriteria bij hitte. Bron: KNMI.

voor zichzelf kunnen zorgen, zijn aangewezen op hulp van buitenaf. Extra risico lopen ook patiënten die minder mobiel zijn. Zit de oudere niet te lang (voor het raam) in de zon? Drinkt de oudere wel genoeg? Kan de oudere bij het drinken?

Als de temperatuur boven de 25 °C komt, zet dan de airconditioning aan of doe, zolang het buiten koeler is dan binnen, een raam open. Doe op tijd de zonwering omlaag of de gordijnen dicht. Zorg voor voldoende koele drank en adviseer de oudere om zich luchtig te kleden (liefst katoen).

Het is mogelijk dat vooral ouderen sneller vermoeid zijn bij warm weer; het op peil houden van een gezonde temperatuur kost heel veel energie. Geef dan als het even kan wat meer hulp. Vaker douchen dan gebruikelijk is ook een optie. Maar hoe moet dat dan als er ook nog eens minder personeel beschikbaar is vanwege de vakantieperiode? Denk in zo'n geval aan contactpersonen. Wat kunnen zij betekenen? Vraag hen mee te helpen complicaties te voorkomen. Trek vooral ook op tijd aan de bel bij de leidinggevenden. Geef duidelijk aan welke tekorten er ontstaan en wat er nodig is. Doe wat je kunt, houd de moed erin en voel je niet schuldig als je niet aan alles kunt voldoen waarvan je denkt dat het nodig is.

Tip: Nationaal Hitteplan
- Het ministerie van Volksgezondheid wil de zorg voor kwetsbare ouderen tijdens hitteperioden via de wet regelen.
- Samen met onder andere Actiz, de GGD, het RIVM en het KNMI heeft het een hitteplan gemaakt.
- Hierin is geregeld dat verzorgings- en verpleeghuizen een plan moeten hebben om te kunnen voldoen aan verantwoorde zorg tijdens hitteperioden. Denk hierbij aan voldoende personeel, maar ook aan zonwering, airconditioning en dergelijke.
- Het KNMI zal bij hitte via radio en tv waarschuwen als er sprake is van gevaar voor kwetsbare groepen, zoals ouderen. Dit is het sein voor het in werking zetten van het hitteplan.

Meer lezen?

Adviescommissie Ethiek V&VN. Hoe ga je om met eten en drinken, handreikingen voor zorgsituaties waarin eten, drinken en kunstmatige toediening een rol spelen? Publicatie V&VN, september 2006.

Cammen TJM van der, Groot CPGM de, Schols JMGA. Dehydratie bij ouderen. Preventie en behandeling, extra aandacht bij ziekte en hitteperioden. Bijvoegsel bij de Multidisciplinaire richtlijn verantwoorde vocht- en voedselvoorziening voor Verpleeghuis geïndiceerden.
Halem H, Jüngen HD. Anatomie en fysiologie. Houten: Bohn Stafleu van Loghum, 2009.
Publicatie ActiZ, NVVA. Utrecht, juni 2007.

Websites

www.palliatiefconsult.nl. Via deze site is een handzaam protocol met betrekking tot hypodermoclyse (HDC) te downloaden.
www.rivm.nl. De eerstgenoemde publicatie van ActiZ is te downloaden via deze website.
www.venvn.nl. Via deze site is de richtlijn Omgaan met afweergedrag bij bewoners met dementie te downloaden. Ook de richtlijn Mondzorg is op deze website te vinden.
www.zorgvoorbeter.nl. Via deze site is de onder Meer lezen? genoemde publicatie 'Hoe ga je om met eten en drinken' te downloaden. Via de zoekterm kun je de naam van de publicatie invoeren.

Overloopincontinentie: mis het niet!

4

4.1 Inleiding

Alle mensen plassen meerdere keren op een dag. Vaak gaat dat vanzelf en hoeven we daar niet over na te denken. Voor veel ouderen is dat anders. Voor hen kan de dagelijkse gang naar het toilet reden voor veel zorg en narigheid zijn. Ongeveer één op de drie ouderen heeft moeite met de controle over de blaas. Bij vrouwen komt incontinentie twee keer zo vaak voor als bij mannen. Ongeveer 75 procent van de ouderen in verpleeghuizen heeft problemen met plassen en 50 procent heeft ook nog eens moeite met het ophouden van de ontlasting. Rond de 60 procent van de ouderen die in verzorgingshuizen wonen, kampen met urine-incontinentie en bij 45 procent van de thuiswonende ouderen is dit ook het geval.

Iedereen die aan dementie lijdt, krijgt vroeg of laat te maken met incontinentie. In de meeste situaties neemt de zorgafhankelijkheid van ouderen door incontinentie fors toe.

Gemiddeld produceert een mens anderhalve liter urine per dag. Dit is ongeveer gelijk aan de hoeveelheid die hij drinkt. Veel ouderen leven met een incontinentieprobleem zonder hulp te vragen. Ze schamen zich of denken dat het er nu eenmaal bij hoort als je ouder wordt.

Maar het is niet juist om zonder meer aan te nemen dat er niets meer aan kan worden gedaan. In veel gevallen kan de situatie nog wel verbeteren met bepaalde maatregelen. Hoe sneller de interventies op de eerste keer van incontinentie volgen, hoe meer kans op succes. Het tegenovergestelde geldt ook. Hoe langer de ontdekking van een incontinentieprobleem op zich laat wachten, hoe groter het probleem kan worden.

Het boek Basiszorg deel 1 gaat in hoofdstuk 8 uitvoerig in op zowel de vormen van urine- als fecesincontinentie en welke zorg daarbij het beste kan worden verleend.

Mevrouw Rutgers heeft een overloopblaas

Mevrouw Rutgers is 93 jaar. Tweemaal per week krijgt zij hulp bij het douchen. De verzorgende die haar hierbij helpt, merkt op dat mevrouw Rutgers sterk naar urine ruikt. Tijdens de lichamelijke verzorging valt het haar ook op dat de huid in de liezen van mevrouw rood en gevoelig is. Als de verzorgende hiernaar voorzichtig informeert, voelt ze aan dat het voor mevrouw Rutgers een moeilijk onderwerp is om over te praten. De verzorgende weet het gesprek over dit onderwerp op gang te houden en komt erachter dat mevrouw Rutgers al een tijdje telkens kleine beetjes urine verliest, zonder dat ze dit voelt aankomen. Ze schaamt zich hiervoor en heeft het nog met niemand durven bespreken. De verzorgende komt er ook achter dat mevrouw Rutgers verschijnselen heeft van obstipatie en dat ze uit angst voor de incontinentie minder drinkt. Ze raadt mevrouw Rutgers aan de huisarts te bellen en bespreekt de situatie later met haar collega's in het team van de thuiszorgorganisatie.

Mevrouw Rutgers heeft inmiddels een afspraak bij de huisarts gemaakt. De arts heeft vastgesteld dat mevrouw Rutgers verschijnselen heeft van een overloopblaas. De blaas bleek ruim anderhalve liter urine te bevatten.

Vanwege deze grote hoeveelheid heeft de arts besloten mevrouw Rutgers een transuretrale verblijfskatheter te geven. Dit is een katheter die via de plasbuis naar de blaas gaat. Hierdoor krijgt de blaaswand de tijd om bij te komen van de overrekking die door de langdurige overvulling is ontstaan. Daarnaast heeft de arts de medicijnen van mevrouw Rutgers beoordeeld op mogelijke bijwerkingen die een overloopblaas kunnen veroorzaken. Verder heeft de arts mevrouw Rutgers op het hart gedrukt om toch vooral anderhalve liter per dag te drinken en heeft hij klysma's voorgeschreven om de obstipatie te verhelpen. Ook is er een afspraak gemaakt voor vervolgcontrole en verwijdering van de katheter.

4.2 Overloopincontinentie

4.2.1 WAT IS HET?

Overloopincontinentie neemt een speciale plaats in binnen de soorten incontinentie. Van alle vormen is overloopincontinentie het meest berucht om de complicaties.

Bij overloopincontinentie blijft urine achter in de blaas (urineretentie). De hoeveelheid die achterblijft, ontstaat meestal geleidelijk doordat de oudere niet goed kan uitplassen. Meestal gebeurt dit zonder dat de oudere zich hiervan bewust is. Als de blaas door de geleidelijk verzamelde hoeveelheid niet-uitgeplaste urine steeds voller raakt, loopt de urine telkens scheutje voor scheutje over. Het lijkt dan alsof de oudere gewoon urineert. Dit is de reden dat deze vorm vaak laat wordt onderkend en dat is niet zonder gevaar.

Meestal zijn het de complicaties die deze aandoening indirect duidelijk maken. Hierbij kun je denken aan delier door blaasinfecties, huidbeschadiging en sociale isolatie. Bij een delier is een ziekenhuisopname meestal onvermijdelijk. Niet zelden blijkt dat ouderen bij opname tot wel twee liter urine in de blaas hebben.

Hoe hoger de leeftijd, hoe meer risico op overlijden binnen een jaar na aanvang van het probleem. Volgens onderzoek overlijdt tussen de 32 en 45 procent van alle mannen van 85 jaar en ouder die verschijnselen hebben van blaasretentie binnen die termijn.

4.2.2 HOE KOMT HET?

Overloopincontinentie kan ontstaan door medicatie zoals sommige antidepressiva of rustgevende medicatie. Daarnaast kunnen verzwakte blaasspieren, een zenuwstoornis, een vergrote prostaat of obstipatie de oorzaak zijn.

Harde ontlasting kan bijvoorbeeld in volume toenemen en de plasbuis dichtdrukken. Dit werkt mee bij de belemmering van de uitvloed van urine, waardoor het volume van urine in de blaas toeneemt. Zo'n volle blaas drukt weer op de darmen en houdt een soepele stoelgang tegen. Hierdoor houden deze twee problemen elkaar in stand. Ook als een vrouw een verzakte baarmoeder heeft is dit het geval. De baarmoeder drukt dan op de plasbuis.

4.3 Gevolgen en risico's van overloopincontinentie

4.3.1 BLAASONTSTEKING

Doordat er bij overloopincontinentie urine in de blaas achterblijft, is er een verhoogd risico op blaasontsteking. Deze achtergebleven urine vormt namelijk een broedplaats voor bacteriën. Een blaasontsteking kan zich bij ouderen op een andere manier uiten dan op jongere leeftijd. Er hoeft niet per se sprake te zijn van pijn of koorts, maar het kan wel. Er is dan sprake van pijn in de onderbuik of in de zij (lendenen). Een aanwijzing is dat de urine sterk (naar ammoniak of gewoon 'vreemd') ruikt, troebel is of wat bloed of vlokjes bevat, maar met deze verschijnselen hoeft nog niet per se van een blaasontsteking sprake te zijn.

Opvallend kenmerk is wel het vaker moeten plassen met kleine beetjes en het moeilijker op kunnen houden van de urine. Dit kan de incontinentie verergeren. Andere verschijnselen bij blaasontsteking kunnen zijn: geen zin om te eten en een misselijk gevoel of een algeheel gevoel van malaise en in bed willen blijven liggen.

Vrouwen zijn gevoeliger voor blaasontstekingen dan mannen. Dit komt doordat bij hen de plasbuis korter is. De bacteriën die een blaasontsteking veroorzaken hoeven bij hen dus niet zo'n lange weg af te leggen dan bij mannen. Ook heeft de verandering van hormonen na de overgang ermee te maken dat het risico op blaasontsteking bij vrouwen toeneemt.

Veel ouderen hebben bacteriën in de blaas die wijzen op een blaasontsteking. Dit betekent niet automatisch dat ook antibiotica gegeven moeten worden. Ouderen ondervinden hier namelijk lang niet altijd hinder van. Hoe meer antibiotica een mens binnenkrijgt, hoe meer kans de bacteriën binnen krijgen om zich aan te passen aan te het middel en op het moment dat het echt nodig is, zullen ze dan niet meer reageren. Dit heet resistentie. De arts zal antibiotica voorschrijven wanneer de oudere verschijnselen van blaasontsteking vertoont. Denk hierbij aan koorts, pijn, incontinentie of een delier.

> Tip: kuur afmaken
> Als de arts bij blaasontsteking een antibioticakuur voorschrijft, is het erg belangrijk deze kuur af te maken. Als dit niet gebeurt, is de kans groot dat de blaasontsteking door antibioticaresistentie telkens opnieuw de kop opsteekt en uiteindelijk steeds moeilijker te behandelen is.

4.3.2 DELIER

Een volle blaas kan een onrustig gevoel geven, zonder dat de oudere een aandrang tot plassen herkent. Hoe langer deze situatie aanhoudt, hoe voller de blaas raakt en hoe heviger de onrust kan worden. Er kan dan sprake zijn van een delier (zie hoofdstuk 10). Vaak schrikken ook de mensen in de omgeving van de toestand waarin de oudere verkeert en al snel kan de angst voor dementie opkomen. Hoe sneller iemand in de omgeving herkent wat er aan de hand is, hoe eerder de oudere uit zijn benarde positie kan worden geholpen.

4.3.3 HUIDPROBLEMEN, SMETTEN EN INCONTINENTIELETSEL

De liezen van mevrouw Rutgers zijn rood en de huid is beschadigd. Dit komt doordat de huid voortdurend vochtig is. Er ontstaat dan een huidaandoening die smetten heet.

Incontinentieletsel is een huidaandoening die ontstaat door de voortdurende inwerking van vooral ontlasting op de huid. Deze huidbeschadiging lijkt op decubitus, maar is toch wat anders. Incontinentieletsel is te herkennen aan elkaar spiegelende uiterst pijnlijke ontvellingen die zich meestal op de stuit voordoen. Vooral dunne waterige ontlasting is berucht om de snelheid waarmee het dit letsel veroorzaakt. Het lijkt wel alsof de ontlasting de bovenste laag van de huid oplost. Incontinentieletsel behandel je door het na elke verschoning voorzichtig deppend te verzorgen met dunne barrièrecrème. Dit is crème die de inwerking van urine en ontlasting op de huid tegengaat. Om incontinentieletsel te voorkomen, is het belangrijk om elke keer te verschonen als er ontlasting op de huid is gekomen. In sommige verpleeghuizen is incontinentiemateriaal beperkt beschikbaar. Dit kan een probleem zijn bij het voorkomen van incontinentieletsel. Bespreek dit op tijd met de leidinggevenden.

> **Tip: bezuinig niet op incontinentiemateriaal**
> Bezuinig niet op incontinentiemateriaal bij dunne ontlasting. Dunne ontlasting is een grote vijand van de huid. Als dit te lang op de huid blijft zitten, lossen agressieve bestanddelen de huid langzaam op. Dit is uiterst pijnlijk voor de oudere en steeds lastiger te verzorgen. Verschoon zo snel mogelijk en zo vaak als nodig is. En gebruik na elke verschoning barrièrecrème.

Overigens is het bij wonden verstandig om de arts of wondverpleegkundige in te lichten. De behandeling hangt namelijk af van het type wond en de graad van ernst.

4.3.4 SOCIALE AFZONDERING

Het komt regelmatig voor dat ouderen die te maken krijgen met incontinentie zich terugtrekken. Door schaamte vragen ze geen hulp waardoor het probleem van kwaad tot erger kan worden. Ook komt het voor dat ouderen denken dat incontinentie nu eenmaal bij het ouder worden hoort. Simpele oplossingen zoals op vaste tijden naar het toilet gaan, aanpassingen zoals postoelen, makkelijk zittende kleding en goed incontinentiemateriaal, kunnen de kwaliteit van leven enorm verbeteren. Daarvoor is het wel nodig om een vertrouwensrelatie met de oudere op te bouwen, zodat deze wordt overtuigd van de mogelijkheden en hiermee ook durft te experimenteren. Hoe sneller dit lukt, hoe groter de kans op het voorkomen van incontinentie. Des te langer iemand incontinent is, des te meer motivatie de oudere zelf moet hebben om de incontinentie te verminderen.

Voor sommige ouderen is incontinentie een keuze. Bijvoorbeeld omdat ze liever 's nachts willen blijven slapen. Of omdat ze te weinig energie hebben om de handelingen die het vergt om droog te blijven op te kunnen brengen, bijvoorbeeld omdat ze deze energie willen bewaren voor iets wat meer voor hen betekent.

4.4 Overloopincontinentie, wat is er aan te doen?

Blaaskatheter

Een overloopblaas wordt verholpen door blaaskatheterisatie. Dit is een handeling die alleen in opdracht van de arts mag worden uitgevoerd. Blaaskatheterisatie is een voorbehouden handeling. Dat wil zeggen dat deze handeling alleen mag worden uitgevoerd door iemand die bekwaam is, dus goed geschoold en voldoende ervaren.

Als er langere tijd een te grote hoeveelheid urine in de blaas heeft gezeten, is de blaaswand uitgelubberd. Om dit te laten herstellen, moet de katheter een tijdje blijven zitten. Katheters mogen echter ook weer niet te lang in de blaas blijven zitten. Het materiaal van de katheter, de wrijving van de slang op het slijmvlies en de open verbinding die ontstaat bij het vervangen van de urinezak, zijn allemaal aanleidingen die het risico op een infectie vergroten. Als iemand toch verschijnselen blijft houden van urineresidu (achtergebleven urine), dan kan er ook voor gekozen worden telkens eenmalig te katheteriseren. Sommige ouderen kunnen dit zelf aanleren, maar in de meeste gevallen zal de oudere hierbij geholpen moeten worden (zie ook paragraaf 4.6).

Als de katheter eruit mag, is het vervolgens zaak om bij te houden of het probleem ook echt is verholpen. Dat kan met behulp van een blaasscan, een ultrasoundapparaat, waarmee na het plassen in een paar seconden het blaasvolume gemeten kan worden (zie figuur 4.1). Als zo'n apparaat niet beschikbaar is, moet je erop letten of de hoeveelheid die de oudere drinkt in verhouding staat tot wat hij plast, hoeveel urine het incontinentiemateriaal bevat en of er sprake is van onrust.

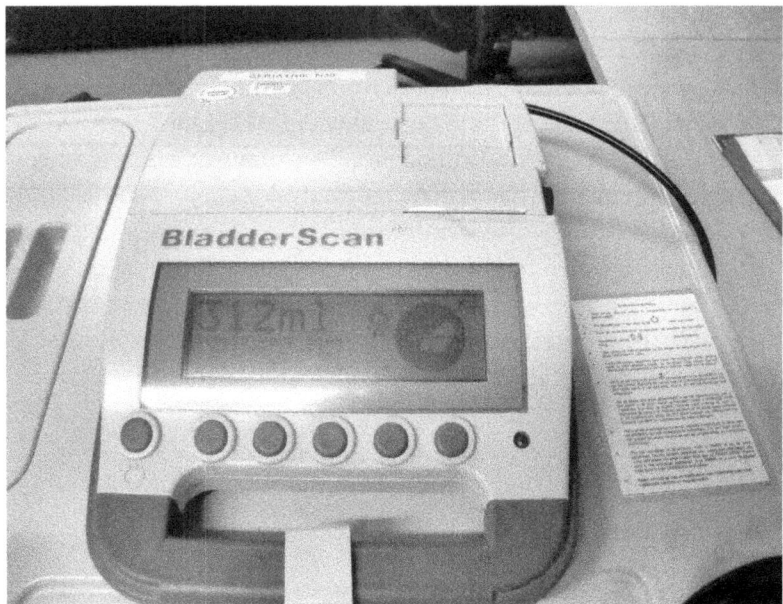

Figuur 4.1 Een blaasscan toont urineresidu aan.

Incontinentiedagboek

Bij beginnende incontinentie kan het opschrijven van wat de oudere drinkt en wanneer en onder welke omstandigheden urine-incontinentie optreedt helderheid geven over wat het probleem precies is. Hoe sneller duidelijk is waarom de incontinentie optreedt, des te meer kans op een passende interventie. Niet alle ouderen zijn in staat om zelf een dergelijk dagboek bij te houden. Zij hebben hier hulp bij nodig.

Voldoende drinken

De aanbevolen hoeveelheid is 1500-2000 cc per dag (dat is gemiddeld 20-25 ml per kg lichaamsgewicht per dag), tenzij de arts een vochtbeperking heeft voorgeschreven.

Toiletschema

Vaste toilettijden zijn de eenvoudigste en meest succesvolle methode om de andere vormen van incontinentie zoals de urge-, de stress- en de functionele incontinentie te voorkomen. Geriatrische patiënten kunnen het nodig hebben hieraan steeds herinnerd te worden en niet iedereen zal op dit vaste tijdstip ook willen. Het hangt van de problematiek af of de keus aan de oudere wordt gelaten of niet. Ouderen met geheugenproblemen kunnen wellicht niet onthouden waarom het ook alweer moest. Het is dan beter om de leiding in handen te nemen en een regel te stellen: 'Meneer De Wit, ik help u even naar het toilet', in plaats van de keus aan meneer De Wit zelf te laten. Op deze manier kan een goede gewoonte worden 'ingeprent'. Positieve feedback, dus complimenteren bij succes, is altijd prettig, maar bij dit soort gelegenheden extra belangrijk. De toiletgang kan op deze manier bijdragen aan positief contact en continentie.

Toiletschema's zijn arbeidsintensief. Het is daarom niet alleen de keuze van de oudere en de verzorgenden, maar vooral ook van de leiding van de afdeling. Als tijd een probleem is, kaart het dan aan bij het management.

In de thuissituatie zal de oudere die het schema niet alleen kan volgen afhankelijk zijn van de mantelzorger of hulpmiddelen zoals een wekker. Het is de moeite waard om te onderzoeken wat mogelijk is.

Hulpmiddelen

Goede bewegwijzering (op de deur in grote letters 'WC') helpt om problemen met het vinden van het toilet te voorkomen. Handgrepen op het toilet, leuningen naast de toiletpot, verhoogde toiletzittingen of een postoel naast het bed zijn mogelijkheden voor wie lichamelijke beperkingen een obstakel vormen. Al deze hulpmiddelen vergemakkelijken het gaan zitten en staan.

Gemakkelijke kleding

Strakke broeken, kostuums met colberts, bretels, corrigerende broeken of sommige korsetten kunnen nogal eens voor oponthoud zorgen. Dat kun je er niet bij hebben als incontinentie dreigt. Daarom is kleding die snel en handig uitgedaan kan worden (zelfs met één hand als de oudere zich met de andere hand moet vasthouden) aan te bevelen. Liever een broek met elastiek in plaats van rits en knoop en alleen bretels die over de kleding gedragen kunnen worden. Vermijd jasjes of colberts die voor de toiletgang eerst uitgedaan moeten worden. Bij voorkeur ook een ruimere maat panty of, nog gemakkelijker, kousen met jarretelgordel of antislipstrook. Een grotere maat ondergoed is ook aan te bevelen. Vrouwen hebben wat kleding betreft een voorsprong op de heren. Een rok of jurk wint het met gemak van alle incontinentievriendelijke kleding (als de dame in kwestie er tenminste geen strakke panty onder draagt).

Bel, bewegingssensoren en bedhekken

Als de oudere in een instelling verblijft, moet er gelegenheid zijn om hulp te roepen voor de toiletgang. De bel is daarvoor een middel. Voor ouderen die er niet aan denken om te bellen, kan een bewegingsmeldende sensor uitkomst bieden (zie figuur 4.2). Zo'n sensor kan ook worden ingezet om de oudere te beschermen tegen lichamelijk letsel, zoals een val. Overleg de toepassing ervan van tevoren met de arts en de contactpersoon.

Ouderen zouden zelf in staat moeten zijn om uit bed te komen. In sommige instellingen staan alle bedhekken in de hoogste stand – met de beste bedoelingen, dat wel. Uitgangspunt is om te voorkomen dat de oudere uit bed komt, maar het kan ook anders en gevaarlijker uitpakken. Een oudere met hoge nood die niet begrijpt waarom er een hek om zijn bed staat, kan eroverheen gaan klimmen. Het risico op letsel is dan levensgroot. In hoofdstuk 14 meer over dit onderwerp.

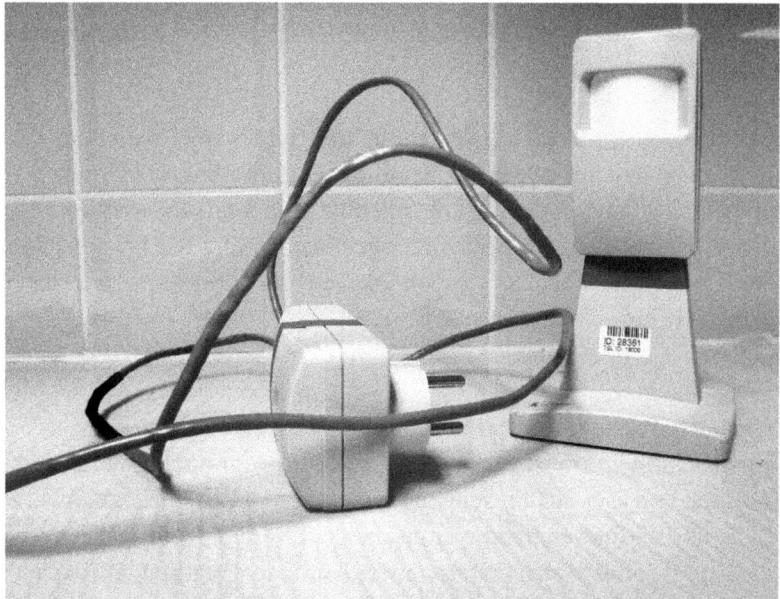

Figuur 4.2 *Door snel te reageren op een bewegingsmeldende sensor kan vallen worden voorkomen.*

Tip: afvegen na toiletbezoek

Darmbacteriën kunnen beter blijven waar ze horen, namelijk in de darmen. In de blaas vergroten ze het risico op blaasontsteking. Veel dames zijn gewend om na het plassen van achteren naar voren droog te vegen. Precies de verkeerde kant op dus.

4.5 Blaaskatheters, alleen als het niet anders kan

Incontinente ouderen krijgen te vaak een blaaskatheter en deze blijven ook nog eens veel langer zitten dan verstandig is. Dit allemaal vanwege het veronderstelde gemak voor de oudere en de zorgverleners. Met een blaaskatheter lijkt urine-incontinentie niet zo'n groot probleem. Dat is maar schijn. Een blaaskatheter die via de plasbuis is ingebracht, heet een transuretrale katheter.

4.5.1 GEVAREN VAN BLAASKATHETERS

Infectie

Een blaaskatheter vormt een open verbinding tussen de urinewegen en de buitenwereld. Daardoor kan eerder een urineweginfectie optreden. De katheter houdt deze infectie in stand zolang deze blijft zitten. Urineweginfecties bij ouderen verlopen op een andere manier als bij jongeren. Ze ontwikkelen zich sluipender, als een dief in de nacht. Vaak is er geen pijn of koorts, maar ineens zijn de poppen aan het dansen. Daarom zijn ze berucht in het veroorzaken van een delier. Maar daar blijft het niet bij.

Risico op verstopping en vorming van blaasstenen

Inwendig kunnen gruis, sediment of blaasstenen in blaaskatheters terechtkomen. Uitwendig kunnen ze een probleem vormen omdat men op de slang gaat liggen of zitten waardoor ze afgesloten raken. Inwendige verstopping van de katheter wordt pas duidelijk als dit al even aan de gang is. Vaak treedt dan lekkage op. Blaaskramp kan ook een signaal zijn van verstopping.

Decubitus

Door druk van de slang op de urethra of doordat de oudere op de slang ligt of zit, kan decubitus ontstaan. Al aanwezige decubitus, bijvoorbeeld op de stuit, is geen indicatie voor een blaaskatheter. Uit onderzoek blijkt dat dit de genezing niet versnelt. Wel zijn er aanwijzingen dat kathetergebruik kan leiden tot decubitus. Omdat men niet meer naar het toilet hoeft te lopen, neemt het risico op immobiliteit toe.

Lui hersengebied of luie blaas

Blaaskatheters maken zowel het hersengebied dat met urineren samenhangt als de blaasspieren lui. Hoe langer een katheter blijft zitten, hoe meer kans dat de oudere definitief incontinent blijkt te zijn nadat deze is verwijderd.

Risico op uittrekken van de katheter, met ballon en al
Het komt regelmatig voor dat ouderen met verschijnselen van onrust (als gevolg van een delier of dementie) en verwardheid uit eigen beweging een transuretrale katheter verwijderen. Deze katheter blijft in de blaas zitten door een ballonnetje dat is gevuld met circa 10 ml steriel water (zo groot als een flinke glazen knikker). Je kunt nagaan wat het gevolg is voor de sluitspier van de blaas en de plasbuis, de pijn die het oplevert en de onrust die daar dan weer uit voort kan komen.

Verminderde mobiliteit en bewegingsvrijheid
Katheterzakjes raken vol en bungelen aan het been. Dat loopt niet lekker. Een volle beenzak weegt algauw 750 gram tot een kilo. Ook 's nachts is de mogelijkheid om in bed te draaien geheel afhankelijk van de lengte van de slang naar het zakje toe. Een oudere die uit bed komt (en de verzorgende die de oudere uit bed helpt) moet altijd aan het urinezakje denken dat aan haakjes onder het bed hangt. Als dit niet gebeurt kan de sluitspier van de blaas behoorlijk onder druk komen te staan.

4.5.2 WANNEER WEL EEN KATHETER?

Goede redenen voor gebruik van een transuretrale katheter zijn:
1 acute ziekten waarbij de urine-uitscheiding precies moet worden bijgehouden;
2 oncontroleerbare urineretentie, bijvoorbeeld door neurologische ziekten zoals een CVA of de ziekte van Parkinson;
3 in de terminale fase;
4 na zorgvuldige afweging in individuele gevallen (ter verbetering van de kwaliteit van leven).

Tip: hygiëne
Als een katheter toch het beste alternatief is, denk er dan aan om zorgvuldig en hygiënisch te werken bij het legen van de zak. Gebruik materiaal met een kraantje dat kan volstaan met een wekelijkse wisseling. Zo beperk je het risico dat bacteriën naar binnen kunnen.

Tip: vastplakken

Plak de rubberen katheterslang vast op het bovenbeen. Hiervoor bestaan speciale pleisters, maar met een gewone stevige pleister kan het ook. Als er plotselinge trekkracht op de slang komt te staan (door een volle zak die valt of doordat de slang ergens achter blijft haken), bescherm je op die manier de urineweg.

4.6 Alternatieven voor blaaskatheters

Condoomkatheter

Deze mogelijkheid is er voor mannen. Het is een uitwendige oplossing, dus geen problemen met een urineweginfectie. De man schuift een condoom met een tuit over de penis. Aan deze tuit past een urinezakje. De meeste merken zijn huidvriendelijk. Voor mannen wier huid ertegen kan en die het lukt om aan het gevoel te wennen, is dit een prima alternatief.

Goed passend en vochtabsorberend incontinentiemateriaal

In alle soorten en maten verkrijgbaar, meestal vergoed door de ziektekostenverzekeraar.

Intermitterend katheteriseren

Als er mogelijkheid voor is, heeft (steriel) intermitterend (met tussenpozen) katheteriseren de voorkeur.

Suprapubische katheter (sp)

Ook kan een suprapubische katheter worden geplaatst. Deze katheter wordt via de huid boven het schaambeen (os pubis) ingebracht (zie figuur 4.3). Voor de plaatsing van een sp-katheter is een operatieve ingreep onder lokale verdoving nodig. Dit gebeurt in het ziekenhuis. De sp-katheter gaat via de onderbuikwand rechtstreeks de blaas in. Het risico op urineweginfecties is bij de sp-katheter stukken lager. Deze katheter is geschikt voor mensen bij wie het volledig legen van de blaas een blijvend probleem is. Het besluit om een transuretrale katheter te plaatsen of over te gaan op een suprapubische katheter, gebeurt altijd in opdracht van de arts.

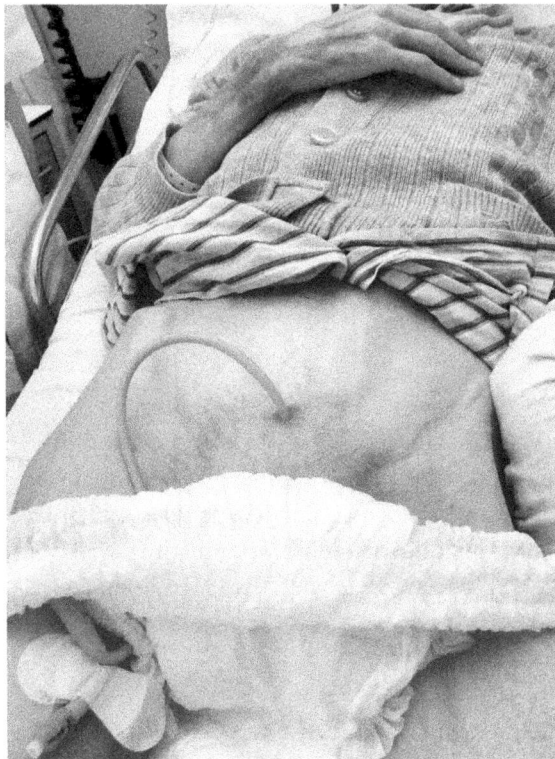

Figuur 4.3 Suprapubische katheter.

Meer lezen?

Extra Learning. Bewaarbijlage incontinentie. Bijzijn, november 2009;4(4).
Landelijke richtlijn smetten, preventie en behandeling. Landelijk Expertise centrum Verpleegkundigen en Verzorgenden (LEVV). Utrecht, november 2004.
Verstraeten M. Incontinentie te geaccepteerd. Bijzijn 2009;1:31.
Verstraeten M. Incontinentie niet populair. Bijzijn 2009;3:28-9.
Zorg voor beter. LOC, NVVA, Sting, V&VN, Multidisciplinair standaardprotocol urineweginfecties NVVA, 2007.

Websites

www.decubitus.be (http://www.decubitus.be/richtlijnen/nl/indeling.htm#2.1.%20Incontinentieletsels%20en%20decubitus). Op deze site is alles terug te vinden over decubitus en het onderscheid tussen decubitus en vochtletsel (met afbeeldingen).
www.incontinentie.net. Letterlijk alles over incontinentie, producten en blogs voor lotgenoten.
www.levv.nl. Hier is de landelijke richtlijn smetten (intertrigo) te downloaden.
www.wip.nl. De werkgroep infectiepreventie houdt zich bezig met de preventie van infectieziekten. Urineweginfecties horen daar ook bij.

5 Hartfalen, herken de symptomen

5.1 Inleiding

Hartfalen is een kwaal die de kwetsbaarheid van ouderen aanzienlijk vergroot. Het ontstaat doordat het hart minder bloed kan rondpompen dan het lichaam nodig heeft. Hierdoor komt er te weinig zuurstof in de lichaamsweefsels.

Wie wel eens na een lange schooldag, zo vanuit de schoolbank, met een volle boekentas aan de schouder een sprint heeft moeten maken om de bus of trein te halen, weet heel even hoe dat voelt.

Lang niet elke oudere heeft een hartziekte maar toch is hartfalen een van de meest voorkomende chronische ziekten onder ouderen. Hartproblemen kunnen langzaam en ongemerkt verslechteren, zodat de toenemende beperkingen niet meteen opvallen. Dit is verraderlijk, want voor veel andere ouderdomsziekten maar vooral ook voor hartfalen geldt: hoe eerder je erbij bent, hoe beter de behandelmogelijkheden.

Mevrouw Pietersen is kortademig na inspanning

Mevrouw Pietersen is 79 jaar, woont in een verzorgingshuis, is weduwe en heeft geen kinderen. Haar woonsituatie bevalt prima. Vanuit haar kamer heeft ze een prachtig uitzicht over het dorp en ze geniet van de gezamenlijke momenten met medebewoners. Ze is graag actief in het helpen organiseren van activiteiten. Vaste steun aan een dag- en weekindeling doet haar goed. Ze is namelijk wel eens vergeetachtig. De laatste maand merken medebewoners en het verzorgend personeel dat mevrouw Pietersen steeds sneller kortademig is. Als ze vanaf de lift naar de ontmoetingsruimte loopt, maakt ze een vermoeide indruk. Ook ziet ze er minder verzorgd uit dan men van haar gewend is. Als ze op bed wil gaan rusten, heeft ze extra kussens nodig. Ook heeft ze dikke enkels, waardoor haar schoenen niet meer passen. Omdat ze 's nachts zo vaak moet plassen, kan ze niet goed slapen. Regelmatig belt ze dan om hulp. Vaak is mevrouw Pietersen dan al nat omdat ze niet op tijd op het toilet kon komen.

Niet alle hartpatiënten kunnen zelf vertellen waar ze last van hebben. Vooral ouderen met dementie, depressie of een delier kunnen daar moeite mee hebben. In alle gevallen is het een gelukkige omstandigheid als er mensen in de omgeving zijn die in de gaten hebben dat er iets aan de hand is.

5.2 Hartfalen: oorzaken en gevolgen

Hartfalen heeft verschillende oorzaken. Een hartinfarct kan hartfalen veroorzaken, maar ook ritmestoornissen of vermindering van de werkzaamheid van de hartkleppen. Als de functie van de linkerkant van het hart tekortschiet, merken de nieren dat ze te weinig bloed krijgen. De nieren gaan ervan uit dat het lichaam te weinig bloed heeft en zullen hormonen gaan produceren die ervoor zorgen dat het lichaam vocht gaat vasthouden. In een gezond lichaam is dat prima, maar bij hartfalen is dat nou juist niet de bedoeling, want er is helemaal geen sprake van te weinig bloed, maar van een verminderde bloeddoorstroming. Bij hartfalen schiet de pompkracht van het hart tekort. Doordat de nieren een misrekening maken, zijn de gevolgen van hartfalen groot. Er komt vocht bij, in plaats van dat er vocht verdwijnt. Daardoor moet het hart nog harder werken! Bij hartfalen moet het hart dus meer werk verzetten om het bloed rondgepompt te krijgen. De hartspier wordt hierdoor groter.
Net zoals bij mannen die met gewichten trainen om grotere spierballen te kweken, zal ook een hart dat te hard werkt, groter worden (figuur 5.1). Maar terwijl de armspieren aan kracht zullen winnen, is dit bij het hart niet het geval. Het groter geworden hart is niet soepeler geworden maar juist stugger dan zou moeten, waardoor de pompfunctie van het hart uiteindelijk nog meer te verduren krijgt.
Een gevolg hiervan is dat de bloedcirculatie kleine onderbrekingen gaat vertonen. Het bloed stroomt hierdoor niet meer vloeiend. De bloedplaatjes van het bloed kunnen dan aan elkaar gaan klonteren en een stolsel vormen. Een dergelijk stolsel heet een embolie. In veel oudere bloedvaten zijn de binnenste wanden wat ongelijkmatiger en nauwer, waardoor de stolseltjes zich gemakkelijker kunnen hechten aan de vaatwand. Dit kan bijvoorbeeld in de hersenen gebeuren. Een

bloedstolsel dat in de hersenen een slagader afsluit, veroorzaakt een beroerte.

Als het bloed langzamer circuleert dan zou moeten, krijgen de weefsels niet alleen te weinig zuurstof, maar ook een tekort aan voedingsstoffen. Bloedcirculatie zorgt echter niet alleen voor aanvoer van voedingsstoffen, want tegelijkertijd neemt het bloed afvalstoffen mee terug zodat het lichaam deze uit kan scheiden. Dit lukt dus ook minder goed. Hierdoor kan de oudere met hartfalen een intense vermoeidheid voelen (zie figuur 5.2).

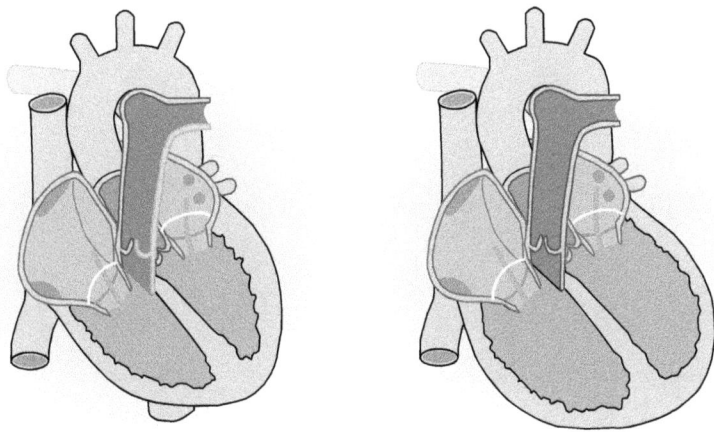

Figuur 5.1 *Dwarsdoorsnede van het hart; gezond (links) en vergroot (rechts).*

5.3 Herkennen van hartfalen

5.3.1 OEDEEM

Door een ophoping van bloed in de aderen vergroot de spanning op het bloedvat. Deze spanning zorgt ervoor dat het overtollige vocht zich door de aderwand heen perst. Dit vocht hoopt zich op in de weefsels. Dit heet oedeem. In dat geval veroorzaakt lichte druk met een vinger op de huid een kuiltje dat even aanwezig blijft (figuur 5.3). Door de zwaartekracht zie je vochtophoping vooral in de lager gelegen delen. Als de oudere zit of staat, zijn dit de onderbenen. Bij iemand die in bed ligt, verzamelt de vochtophoping zich in de bovenbenen, de schaamstreek en de stuit. Het komt voor dat het vocht zelfs door de huid heen een weg naar buiten weet te vinden.

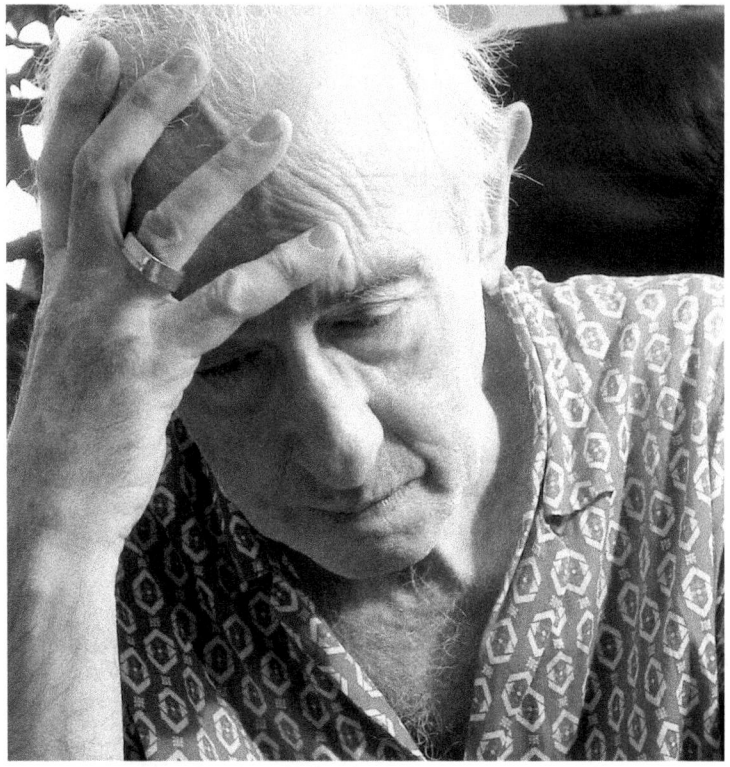

Figuur 5.2 Hartfalen kan een extreem gevoel van vermoeidheid veroorzaken.

Verschijnselen van hartfalen
- Vermoeidheid;
- Vocht vasthouden: het gewicht stijgt snel, ongeveer 2 tot 3 kilo in drie dagen;
- Vochtophoping in de longen:
  - kortademigheid bij inspanning;
  - moeite om plat te liggen;
  - piepende uitademing;
  - kortademigheid, ook in rust.
- Oedeem:
  - in de enkels; je kunt er makkelijk een 'putje' in duwen dat even aanwezig blijft als de huid weer wordt losgelaten (figuur 5.3);
  - gewoonlijk in lager gelegen gedeelten van het lichaam, of in bovenbenen, schaamstreek of stuit bij bedlegerige patiënten;
  - in de buikholte, waardoor een vol gevoel kan ontstaan en de eetlust vermindert.
- Acute verwardheid, ofwel delier, door verstoring van de balans in het lichaam.

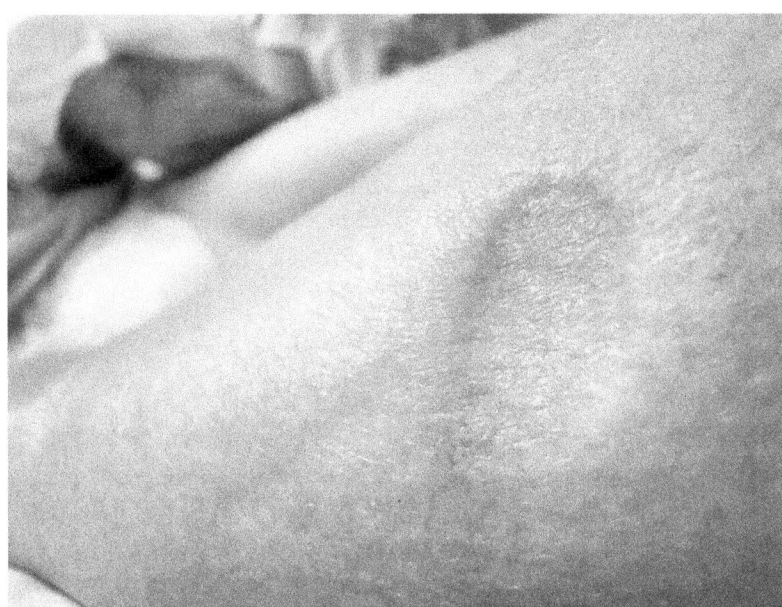

Figuur 5.3 Bij oedeem kan met de vinger een kuiltje in de huid worden gedrukt.

Als vooral de linkerkant van het hart het bloed niet goed kan wegpompen (linkszijdig hartfalen), ontstaat er vaak vochtophoping in de longen. Hierdoor, maar ook doordat de longen te weinig zuurstof krijgen, krijgt de oudere een benauwd gevoel. Ook kortademigheid, soms gepaard gaand met een piepende uitademing, treedt vaak op. Een zittende houding is dan het beste, want door de zwaartekracht trekt dan het vocht weg van de longen richting lager gelegen lichaamsdelen.
In zeer ernstige gevallen kan asthma cardiale ontstaan. De vochtophoping in de longen voltrekt zich dan zo snel dat de longen letterlijk vollopen met vocht. Als behandeling op zich laat wachten, overlijdt de oudere door verstikking. Hartfalen is dus niet alleen een vervelende en beperkende aandoening, het kan ook veel problemen veroorzaken, met grote gevolgen.
Voor het vaststellen van de ernst van hartfalen wordt doorgaans de klassenindeling van de New York Heart Association (NYHA) gehanteerd (zie kader op de volgende pagina).

> **Ernst van hartfalen (volgens de NYHA)**
> Klasse 1 Er zijn geen duidelijke klinische symptomen
> Klasse 2 Klachten van kortademigheid bij zware lichamelijke inspanning
> Klasse 3 Klachten bij geringe lichamelijke inspanning
> Klasse 4 Klachten van vermoeidheid en/of kortademigheid in rust

5.4 Zorgmaatregelen bij hartfalen

5.4.1 STEL DE ARTS OP DE HOOGTE

Het is belangrijk dat de arts op de hoogte wordt gebracht zodra er verschijnselen van hartfalen zijn of al bij de arts bekende verschijnselen toenemen. In de meeste gevallen is een medische behandeling mogelijk waardoor de klachten kunnen verminderen. Steeds meer ziekenhuizen beschikken over een polikliniek hartfalen. Hier werken verschillende disciplines zoals artsen, verpleegkundigen, fysiotherapeuten en ergotherapeuten samen om de oudere te kunnen helpen en adviseren bij het veraangenamen van het leven met hartfalen. De cardioloog heeft de eindverantwoordelijkheid voor de behandeling. Deze medisch specialist zal de specifieke diagnose stellen en de behandeling vaststellen. Er zijn veel verschillende medicijncombinaties mogelijk, afgestemd op de specifieke situatie van de patiënt.

Het succes van de behandeling hangt voor een groot deel af van het goed opvolgen van de medicatievoorschriften door de patiënt. Een medicijn voor het hart dat bijvoorbeeld is vergeten, kan niet zomaar dubbel worden ingenomen.

Als een verzorgende merkt dat het de patiënt niet lukt om zich te houden aan de voorschriften, dan is het verstandig om in overleg met de betrokkenen de (huis)arts op de hoogte te stellen. Misschien is er een behandeling mogelijk die beter op de situatie is afgestemd of is er een indicatie om meer zorg in te zetten, bijvoorbeeld voor hulp en toezicht bij medicatie-inname.

5.4.2 HULP EN ONDERSTEUNING

Ouderen met hartfalen kunnen veel moeite hebben om de bezigheden van het dagelijks leven uit te blijven voeren. Inspanning zorgt ervoor dat het hart harder moet werken. Daardoor komt het ook dat mevrouw Pietersen een minder verzorgde indruk maakt. Bij hartfalen hebben ouderen hulp en ondersteuning nodig van de mensen uit de omgeving, de thuiszorg of de verzorgenden uit de instelling waar ze verblijven. Het kan tijdelijk nodig zijn om hen te helpen bij het wassen en kleden of een rolstoel te gebruiken. Als de medische behandeling aanslaat, kun je de hulp langzaam afbouwen.

5.5 Bijkomende klachten en zorgmaatregelen

Hartfalen kan leiden tot andere problemen, zoals ondervoeding, valgevaar of slaapproblemen. Ook kunnen aanvullende zorgmaatregelen nodig zijn, zoals steunkousen of zwachtelen bij oedeem in de benen, zout- en/of vochtbeperkende maatregelen en extra medicijnen zoals plastabletten. Bovendien kan het verstandig zijn om de patiënt met hartfalen dagelijks te wegen.

Ondervoeding, delier en valgevaar

Door vermoeidheid en kortademigheid ontstaat verlies van eetlust en vermindert de vanzelfsprekendheid om voor eten te zorgen en dit klaar te maken (zie hoofdstuk 2).

Doordat bij hartfalen de chemische balans in het lichaam verandert en het bovendien stress veroorzaakt, kan acute verwardheid ontstaan. Dit kan een delier tot gevolg hebben (zie hoofdstuk 10).

Vermoeidheid en kortademigheid door onder meer gebrek aan zuurstof in hersenen en spieren zorgen voor verlies van draagkracht, evenwicht en stabiliteit (zie hoofdstuk 6 en 7) en dit verhoogt weer het valgevaar.

Nachtelijk plassen

Als het lichaam ligt en in rust is, kunnen de nieren het vocht gemakkelijker verwerken. Dit is de reden voor het nachtelijk plassen bij hartfalen. Sommige ouderen moeten zo vaak plassen dat ze niet aan slapen toekomen. Dat het vocht het lichaam verlaat is een goede zaak, maar het tijdstip waarop dit gebeurt is minder handig. Vertel de arts over het probleem; mogelijk is er met medicatie iets aan te doen.

Als het nodig is om plastabletten te gebruiken, kan de oudere deze het beste in de ochtend innemen.

Intussen kan een postoel naast het bed uitkomst bieden. Mocht dit ook te vermoeiend zijn, dan is er incontinentiemateriaal dat toereikend is voor opname van anderhalve liter vocht.

Steunkousen of zwachtelen bij oedeem in de benen

Om de bloedvaten te ondersteunen, kunnen steunkousen een oplossing zijn. Als bij een oudere sprake is van vochtophoping in de benen komt de huid onder spanning te staan en dit vergroot het risico op wondjes. De arts zal aangeven of steunkousen nodig zijn. Om tot de juiste maat steunkousen te komen, moeten de benen niet te zeer opgezwollen zijn. Daarvoor is zwachtelen de oplossing. Zwachtelen kan het beste met korte rekzwachtels gebeuren. Deze mogen ook 's nachts blijven zitten. Bij het slanker maken van de benen is het nodig het verband steeds strakker om te binden, net zo lang totdat de benen zo slank zijn als toen er nog geen sprake was van oedeem. Dit is de juiste maat waarbij de steunkousen kunnen worden aangemeten.

Het is erg belangrijk dat de zwachtels goed zitten en dus niet strakker of losser dan de bedoeling is. De arts geeft aan hoe strak ze moeten zitten omdat hij weet hoe het is gesteld met de ernst van het hartfalen. Hoe strakker je zwachtelt, hoe meer het extra vocht wordt teruggeperst naar de bloedsomloop. Het hart moet dit extra vocht wel kunnen verwerken. Meestal is het verstandig om de druk geleidelijk op te voeren en te letten of de klachten zoals vermeld in het kader 'Ernst van hartfalen' (zie paragraaf 5.3) toenemen.

Zwachtelen is dus een precies werkje en mag daarom alleen worden gedaan door mensen die hiervoor zijn opgeleid en goed weten wat ze doen (zie figuur 5.4).

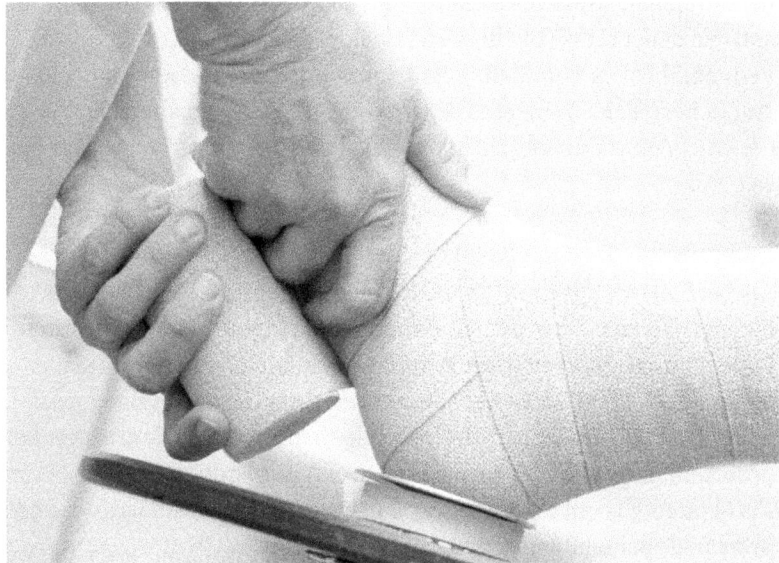

Figuur 5.4 *Goed aangelegde elastische zwachtel.*

Tip: verbandschoenen

Door dikke voeten passen de schoenen vaak niet meer. Ook met zwachtels om is dit het geval. Hierdoor vergroot het risico op instabiliteit en vallen. Verbandschoenen kunnen een tijdelijke oplossing zijn. Kenmerken:
- verbandschoenen zien er eleganter uit dan de naam doet vermoeden;

- ze hebben een stevige en toch soepele zool, waarmee je ook buiten kunt lopen;
- er zijn verschillende merken verbandschoenen;
- de meeste zorgverzekeraars vergoeden ze op indicatie.

Zout- en/of vochtbeperking
Hoe meer een oudere drinkt, hoe meer vocht er in de circulatie komt en hoe harder het hart en de nieren moeten werken. Bij hartfalen kan het daarom verstandig zijn in de gaten te houden hoeveel de oudere drinkt. De arts zal een vochtbeperking kunnen afspreken van bijvoorbeeld maximaal 2 liter. Omdat zout vocht aantrekt en vasthoudt, belemmert dit de afvoer van vocht en blijft het in de circulatie. Dat is de reden dat de arts soms een (matige) zoutbeperking afspreekt.

Medicijnen
Vaak zal de arts medicijnen voorschrijven om hartfalen te behandelen. Er zijn verschillende groepen medicijnen die er op verschillende manieren voor zorgen dat het hart sterker wordt of wordt ontzien. Een voorbeeld hiervan zijn de plastabletten, die het teveel aan vocht tegengaan.

Tip: voorkom medicatiefouten
Hartfalen kan problemen met het geheugen verergeren. Hartfalen kan ook incontinentie tot gevolg hebben vanwege de plaspillen die de oudere slikt. Dit zijn twee risicofactoren die fouten bij de inname van medicatie in de hand kunnen werken en dit kan desastreuze gevolgen hebben.
Wees daarom alert op mogelijk verkeerde inname van medicijnen. Denk daarbij aan te laat, te veel of het niet innemen van de medicijnen door geheugenproblemen of vanwege de angst voor incontinentie.

Dagelijks wegen
Dagelijks wegen is een betrouwbare manier om erachter te komen of iemand vocht vasthoudt. Dit wegen moet dan wel in dezelfde omstandigheden gebeuren als de dag ervoor. De arts zal laten weten of dagelijks wegen nodig is.

Het is ook mogelijk om op te schrijven wat een oudere drinkt en uitplast. Hiermee kun je de vochtbalans bijhouden. De vochtbalans is positief als de oudere meer gedronken heeft dan geplast. In dat geval wordt dus vocht vastgehouden.

Er komt wel veel bij kijken om een vochtbalans goed bij te houden. Bij incontinente mensen zul je het natte materiaal moeten wegen. Je hebt daarvoor een geijkte weegschaal nodig. In voeding zit ook vocht en je moet precies weten hoeveel er in een kopje, glas of schaaltje gaat en hoeveel de oudere hier daadwerkelijk van opdrinkt. Als je het druk hebt, zal het niet altijd opvallen als de oudere zijn drinken laat staan. Tot slot onthouden ouderen niet altijd dat ze alles moeten doorgeven wat ze drinken.

Tip: zuurstof

Bij sommige hartpatiënten schrijft de arts zuurstof voor. Zuurstof wordt in cilinders geleverd (of komt in instellingen via een aansluitingspunt uit de muur) en wordt toegediend via een slangetje in de neus.

Zuurstof in combinatie met het roken van sigaren of sigaretten of open vuur, zoals van waxinelichtjes of het aansteken van het fornuis, is zeer gevaarlijk.

Bij gebruik van zuurstof mag je dus *nooit* roken of open vuur gebruiken!

Meer lezen?

Gorgels APM, Janssen-Boyne JJJ, Pieters BB. Decompensatio cordis. Bewerkt door Bijzijn 2009;2:14-5.

Marx P. Passief zijn mag ook, Passiviteiten van het Dagelijks Leven (PDL). Bewerkt door Bijzijn, 2009;3:31.

Websites

www.hartstichting.nl. Investeert in wetenschappelijk onderzoek, voorlichting en patiëntenzorg en bericht hierover op de website.

www.kiesbeter.nl/medischeinformatie/hartfalen/aanpak-van-hartfalen/patientenbrieven. Op deze site staan onder meer afbeeldingen waarop is te zien hoe vocht in de longen ontstaat.

www.rivm.nl. Typ 'hartfalen' in bij de zoekfunctie en er verschijnen allerlei documenten die actuele achtergrondinformatie geven over dit onderwerp.

6 Duizeligheid en flauwvallen, een kwestie van evenwicht

6.1 Inleiding

Wie op de kermis wel eens net een rondje te veel in de draaimolen heeft gezeten, weet hoe duizelig een mens zich kan voelen. Datzelfde gevoel kun je krijgen na flink wat borreltjes te hebben gedronken, aan de vooravond van een flinke griep of door op een warme dag uren in de rij te moeten staan voor een kaartje van een popconcert.

Terwijl duizeligheid bij jongeren maar af en toe voorkomt en dan meestal ook nog eens door eigen toedoen, is dit bij ouderen wel anders. Bij maar liefst een kwart van alle ouderen treden namelijk vroeg of laat verschijnselen als duizeligheid en flauwvallen op.

Flauwvallen wil zeggen dat er sprake is van kortdurende bewusteloosheid. Het woord flauwvallen suggereert dat dit gepaard gaat met een val, maar dat is lang niet altijd het geval. Kortdurende bewusteloosheid kan ook optreden als iemand gewoon in een stoel zit. Het valt dan echter lang niet zozeer op omdat het lijkt of diegene een dutje zit te doen. Overigens hoeven duizeligheid en flauwvallen niet samen te gaan. Duizeligheid kan voorkomen zonder flauwvallen en andersom. Voorafgaand aan flauwvallen hoeft er dus geen sprake te zijn van duizeligheid.

Van beide verschijnselen kunnen ouderen zich behoorlijk angstig en onzeker gaan voelen. Ze worden er als het ware door overvallen. Als niet duidelijk is wanneer en waarom het optreedt, kan dat gevoelens van weerloosheid en onvrijheid met zich meebrengen. En daarmee nemen de gevoelens van kwetsbaarheid ook toe. De kans op verdere ellende dreigt. Denk maar aan de oudere die uit angst voor duizeligheid niet meer durft te lopen en thuisblijft en ook moeite krijgt met wassen, kleden en eten klaarmaken. Wie deze handelingen niet meer durft te doen, wordt inactief. En door inactiviteit kan de duizeligheid juist weer verergeren.

6.2 Oorzaken van duizeligheid en flauwvallen

6.2.1 INFORMATIEOVERDRACHT NAAR DE HERSENEN

Duizeligheidsklachten hebben vaak te maken met veroudering. Zo kunnen duizelige gevoelens ontstaan door problemen met het gezichtsvermogen of het gehoor. De hersenen krijgen in deze gevallen minder of tegenstrijdige informatie. Het rondje te veel in de draaimolen is daar ook een voorbeeld van, evenals zee- of wagenziekte. 'Zwak in de benen zijn' of 'een verminderd gevoel in de benen hebben' passen bij de klachten die ouderen als duizeligheid kunnen ervaren. Ook hierbij speelt het evenwichtsorgaan een rol. De hersenen gebruiken namelijk ook informatie uit de enkels en de knieën om het evenwicht te handhaven.

6.2.2 PROBLEMEN MET HET EVENWICHTSORGAAN

Doordat de optimale bloeddoorstroming in de hersenen en het evenwichtsorgaan bij ouderen afneemt, kan dat draaiduizeligheid tot gevolg hebben. Draaiduizeligheid treedt op als de oudere met het hoofd draait. Bijvoorbeeld om een drukke straat over te steken of door omhoog te kijken bij het ramenwassen (of een nieuwe gloeilamp indraaien). Op dergelijke momenten ziet de oudere de wereld letterlijk draaien en dit kan leiden tot het verliezen van het evenwicht. Daardoor gebeuren er nogal wat ongelukken, bijvoorbeeld door een val van het keukentrapje.

6.2.3 BLOEDDRUK EN POMPKRACHT VAN HET HART

Bij ouderen kan het regelmechanisme van de bloeddruk en de pompkracht van het hart om verschillende redenen anders zijn ingesteld. Doordat de hersenen langer moeten wachten op het bloed dat nog in de lager gelegen gedeelten van het lichaam zit, ontstaat duizeligheid. Flauwvallen (ofwel een kortdurend verlies van het bewustzijn) kan dan ook een gevolg zijn. Duizeligheid kan ook ontstaan als de oudere lang moet staan. Het bloed moet door de zwaartekracht naar boven worden gepompt. Als iemand lang staat, kost dit extra pompkracht en vooral als het warm is.

6.2.4 ORTHOSTATISCHE HYPOTENSIE

In dit hoofdstuk komt vooral de duizeligheid aan bod die het gevolg is van bloeddrukschommeling, omdat dit zo vaak voorkomt en het voor veel gezondheidswerkers een onbekend gegeven is. De medische term voor dit verschijnsel is orthostatische hypotensie (kortweg orthostase). Orthostatisch betekent letterlijk rechtopstaand en hypotensie wil zeggen dat de bloeddruk behoorlijk lager is dan normaal. Orthostase is dus een bloeddrukdaling na een verandering van houding, met name als van een horizontale naar een verticale positie wordt overgegaan. Dit is het geval bij het gaan staan nadat men heeft gelegen. Het gevolg is duizeligheid, waardoor een verlies van evenwichtsgevoel optreedt. De oudere kan gaan wankelen en vallen. Dat zoiets simpels zoveel problemen kan geven, is maar bij weinig mensen bekend.

Hoe ouder mensen worden en hoe meer ziekten er bij hen in het spel zijn, des te vaker komt orthostase voor. Bij tot wel 60 procent van de ouderen komt dit voor. Deze bloeddrukschommelingen komen vaker voor bij de groep ouderen die (ook) lijden aan geheugen- en concentratieverlies. Juist deze groep ouderen is afhankelijk van ondersteuning en verzorging. De verzorgende die weet waardoor het ontstaat en de verschijnselen kan herkennen, kan veel valpartijen helpen voorkomen.

Meneer Ozturk is gevallen na het opstaan uit zijn bed

Meneer Ozturk is 82 jaar. Hij en zijn vrouw wonen in een eengezinswoning. Het echtpaar slaapt op de eerste verdieping. Op dezelfde verdieping zijn de badkamer en een toilet. De laatste weken is meneer Ozturk duizelig als hij 's nachts opstaat om naar het toilet te gaan.

Meneer Ozturk heeft overgewicht. Het slapen gaat bij hem niet vanzelf en daarom gebruikt hij al jarenlang elke avond een slaaptablet. De dosering was net verhoogd. Tweemaal per week helpt een verzorgende meneer Ozturk bij het douchen. Als op een ochtend de verzorgende komt, blijkt de heer Ozturk vlak bij het trapgat te zijn gevallen. Hij vertelt dat hij een licht gevoel in zijn hoofd kreeg en zich zwak voelde worden toen hij opstond. Hij ging eerst wazig ging zien en daarna werd het zwart voor zijn ogen. De val herinnert hij zich niet.

Meneer Ozturk zegt geen pijn te hebben, maar hij is wel erg geschrokken.

6.3 Hoe kun je orthostase vaststellen?

Duizeligheid is een aandoening waarvan de meesten denken dat het nu eenmaal bij het ouder worden hoort. Dat laatste is dan misschien wel een beetje waar, maar dat wil nog niet zeggen dat er niets aan te doen is. Juist kennis over waarom iets ontstaat, helpt bij de oplossing ervan.

Bloeddrukmetingen

Orthostase kun je vaststellen door bloeddrukmetingen die meestal door verpleegkundigen, nurse-practitioners of artsen worden uitgevoerd. Het is van belang de bloeddruk van de oudere in liggende positie te meten. Vervolgens dient de oudere op te staan (of te gaan zitten als staan niet kan) en de bloeddruk wordt dan na een minuut nog een keer gemeten. Tot slot gebeurt het nog een keer in staande (of zittende) positie na drie minuten. Het meest betrouwbare bloeddrukbeeld krijg je door deze metingen een aantal dagen achter elkaar te herhalen, in dezelfde omstandigheden. Een bloeddrukdaling van 20 mmHg (kwikdruk) is een belangrijke aanwijzing voor de diagnose orthostatische hypotensie, vooral als de oudere daarbij ook klachten van duizeligheid heeft.

6.3.1 BLOEDDRUKDALING BIJ HET OPSTAAN

Meneer Ozturk heeft verschijnselen van bloeddrukdaling bij het opstaan ofwel orthostatische hypotensie. Maar hoe kan zoiets ontstaan? Dit wordt uitgelegd in onderstaand kader.

Oorzaken van bloeddrukdaling bij het opstaan

Ongelijke verdeling van het bloed
Als iemand plotseling opstaat, heeft de werking van de zwaartekracht invloed op de bloedsomloop. Er verzamelt zich extra bloed in de aders van de benen. Dit extra bloed in de benen gaat ten koste van de hoeveelheid bloed in de hoger gelegen lichaamsdelen, de hersenen.

Herstel duurt te lang
Als reactie op deze ongelijke verdeling wordt de bloeddruk vrij plotseling lager. Bovendien gaat het hart sneller pompen om de verdeling van het bloed weer op peil te krijgen. Bij veel oudere patiënten is het hart niet meer zo vlot en duurt het allemaal wat langer voordat de zaak weer op orde is. Hoe langer het hart hiermee bezig is, des te langer ook de tijd dat de hersenen minder doorbloed zijn.
Het gevolg is duizeligheid, een gevoel van zwakte, een licht gevoel in het hoofd, wazig zien of 'het zwart voor de ogen krijgen', vergelijkbare termen voor hetzelfde verschijnsel. Je kunt de oudere

vaak ook zien wankelen. Als deze klachten te lang duren, kan de oudere het bewustzijn verliezen en flauwvallen.

Vertraagd vermogen de bloeddruk te regelen

Orthostase bij ouderen is dus geen ziekte op zich, maar een vertraagd vermogen om de bloeddruk te regelen. Een factor die orthostase beïnvloedt, is de hoeveelheid lichaamsvloeistof (voornamelijk bloed). Als de oudere minder drinkt, aan de diaree is en daardoor uitdroogt, is er al sprake van een risicofactor.

Bij warmte meer last

Ook zijn bij warmte de bloedvaten verwijd, bijvoorbeeld tijdens een hittegolf, na lichamelijke inspanning of na een warm bad of douche. De vaten verwijden zich om warmte kwijt te raken. In wijde vaten past meer bloed. Dat bloed kan zich dan niet in de hersenen bevinden, waardoor deze van minder bloed worden voorzien.

Door medicijnen

Ook kan orthostase een gevolg zijn van medicatiegebruik. Vooral middelen die zijn voorgeschreven tegen de gevolgen van hart- en vaatziekten kunnen orthostatische hypotensie in de hand werken. Voorbeeld hiervan zijn vochtafdrijvende middelen, zoals plaspillen. Ook die zorgen voor minder bloedvolume en dus minder druk op de vaatwand. Sommige bloedvatverwijdende middelen die voorgeschreven worden bij een te hoge bloeddruk kunnen ook leiden tot orthostase.

Alcohol en medicijnen

Verder werken alcohol, bepaalde rustgevende medicijnen en antidepressiva ook nog eens verdovend op de gevoelige regelplek voor de bloeddruk in de bloedvatwand. Deze plek moet ervoor zorgen dat het eerdergenoemde compensatiemechanisme tegen de zwaartekracht in werking treedt.

6.4 Bloeddrukdaling na de maaltijd

Apart of tegelijk met bloeddrukdaling na het opstaan (orthostase), kan bloeddrukdaling na de maaltijd optreden. De medische term hiervoor is postprandiale hypotensie (PPH). PPH is een sterke bloeddrukdaling na het gebruik van de maaltijd. Dit kan 15 minuten tot 2 uur na het

eten ontstaan. Deze vorm kun je vaststellen door de bloeddruk te meten tijdens en na de maaltijd. Waarom het ontstaat is nog niet wetenschappelijk vastgesteld, wel is er een aantal mogelijke verklaringen:
- *Voedselpassage duurt te lang*
  Een van de mogelijke verklaringen zou zijn dat de snelheid waarmee voedsel de maag passeert te langzaam is. Hiervan zou de bloeddruk kunnen gaan schommelen.
- *Ongelijke verdeling hoeveelheid bloed*
  Ook zou de toename van bloed naar de buik na de maaltijd een rol spelen. Deze toegenomen hoeveelheid bloed in de buik kan zich natuurlijk niet tegelijkertijd ook in de hersenen bevinden.
- *Herstel duurt te lang en het vermogen om de bloeddruk te regelen schiet tekort*
  Het tekortschieten van het regelmechanisme van de bloeddruk speelt ook hier een rol, net zoals bij orthostatische hypotensie.

6.5 Kenmerken

Ook bloeddrukdaling na de maaltijd komt regelmatig voor en net zoals bij orthostase zijn de meeste mensen zich hiervan niet bewust. Ouderen die aan PPH lijden voelen zich na de maaltijd wat doezelig en gaan in de stoel een dutje doen, tenminste dat lijkt zo. Wat er echter zoals eerder beschreven werkelijk aan de hand is, is dat de hersenen onvoldoende bloed krijgen. De gedachte is dat onder invloed van glucose de klachten verergeren. Wat een dutje lijkt, is in werkelijkheid een tijdelijke bewusteloosheid. Ouderen die gevoelig zijn voor PPH en die voordat de bloeddrukdaling is ingetreden gaan lopen, zullen grote kans maken om te vallen.

PPH komt bij veel kwetsbare ouderen voor, maar dit gaat niet noodzakelijk met klachten van duizeligheid gepaard. Ongeveer een kwart van hen heeft wel duidelijke klachten. Vooral bij ouderen die aan de ziekte van Parkinson lijden komt dit voor. Ouderen die tijdens de maaltijd medicijnen tegen hoge bloeddruk gebruiken, kunnen hierdoor ook meer klachten krijgen. Zeker als de medicijnen net gestart of in dosering verhoogd zijn.

6.6 Wat te doen bij duizeligheid en flauwvallen?

Voor alle gevallen van duizeligheid of flauwvallen geldt dat ouderen bij wie dit optreedt hiermee het beste naar de arts kunnen gaan. De arts zal gaan zoeken naar de onderliggende oorzaak. Als de oorzaak bekend is, komen ook de behandelmethoden dichterbij.

Bij PPH schrijft de arts soms medicijnen voor die invloed hebben op de snelheid waarmee voedsel de maag passeert. Het is in dat geval belangrijk om de bijsluiter te lezen. Soms moet deze medicatie namelijk een halfuur voor de maaltijd gegeven worden om goed te kunnen werken.

In sommige andere gevallen zal aanpassing van de bestaande medicijnen tot een vermindering van de klachten kunnen leiden. Verandering van het tijdstip van inname van de bloeddrukverlagers zou al een hele verbetering kunnen geven.

Als een oudere een zoutbeperking heeft, zou de arts ook kunnen overwegen deze op te heffen. Zout kan namelijk ook een gunstige invloed hebben op een schommelende bloeddruk.

Tip: medicijnen en zoutgebruik

Ouderen zouden nooit zelf met medicijnen moeten stoppen zonder een arts te raadplegen. Een besluit om meer zout te nemen, moet ook altijd eerst met de arts worden overlegd.

Vaak kan de arts de klachten behandelen, maar niet altijd zullen ze helemaal verdwijnen. Leefregels vormen daarom een belangrijk onderdeel van de behandeling. De kans op onzekerheid en vallen kunnen hiermee behoorlijk verminderen.

6.7 Leefregels bij orthostase

6.7.1 BIJ HOUDINGSVERANDERING VAN LIGGEN NAAR STAAN OF ZITTEN

- *Langzaam opstaan*
  Dit is een van de belangrijkste adviezen in dit rijtje. Omdat duizeligheid na het opstaan te maken heeft met een verandering in de bloeddruk, is het belangrijk dat de oudere niet te snel opstaat als hij langer dan een kwartier heeft gelegen. De bloeddruk kan zich dan aan de verandering van lichaamshouding aanpassen. Dat gebeurt vooral door wat langer op de bedrand te blijven zitten en pas op te staan als de duizeligheid is weggetrokken.

- *Gewoonte afleren*
  Langzaam opstaan klinkt gemakkelijk, maar het houdt wel in dat de oudere de gewoonte moet afleren in de snelheid waarmee hij of zij zeventig of misschien wel tachtig jaar het bed uit is gekomen. Dat is echt moeilijker dan je zou denken. Bovendien zijn veel jongeren bij het opstaan ook niet altijd even fris van geest en zo willen ouderen het nadenken bij het opstaan ook nog wel eens vergeten. Laat staan hoe lastig dit advies kan worden als ouderen verschijnselen hebben van dementie of een delier.
- *'s Middags niet op bed rusten*
  Veel ouderen rusten in de middag een tijdje op bed. Bij orthostase betekent dit (door de liggende houding) een toename van de klachten en daarmee verhoging van het risico op vallen. Als een oudere toch een dutje wil doen, kan dit het beste in de stoel. Ook dan is voorzichtigheid geboden bij het opstaan na het wakker worden.

6.7.2 VOCHTINNAME

Een aantal dingen kan de oudere zelf doen in de strijd tegen duizeligheid. Bijvoorbeeld dat de inname van vocht voldoende moet zijn. Dit betekent zeker 1500-2000 ml per dag en op warme dagen meer. Voor hartpatiënten of ouderen met een verhoogde bloeddruk is het goed dat zij hierover eerst met de arts overleggen.

6.7.3 LICHAMELIJKE CONDITIE

Ook is het verstandig om lichamelijk zo fit mogelijk te blijven. Een oudere die om wat voor reden dan ook een paar dagen in bed is gebleven, loopt een groter risico op duizeligheid. Hierbij komt het vraagstuk van 'de kip en het ei' kijken, want inactiviteit bevordert klachten van duizeligheid, maar andersom kan duizeligheid ook weer tot inactiviteit leiden. Indien hiervan sprake is, moet deze cirkel doorbroken worden. Fysiotherapeuten kunnen hierin belangrijk werk verrichten.

6.7.4 OMGEVING

Postoel naast het bed

Veel winst valt te behalen in de voorwaardenscheppende maatregelen in de omgeving die ervoor zorgen dat de last beperkt blijft. Zo kan een simpele oplossing zoals een postoel naast het bed uitkomst bieden. De oudere hoeft dan 's nachts niet telkens naar het toilet te lopen. Zeker als er steunpunten zijn, bijvoorbeeld een stevige stoel met de rugleuning naar voren zodat deze als houvast dient om de transfer uit bed naar de postoel te maken, kun je het risico op een val verkleinen. Bij meneer Ozturk (zie paragraaf 6.2) zou dit wellicht een goede oplossing kunnen zijn. Hij heeft overigens geluk gehad dat hij niet in het trapgat is gevallen. Dan had het wel eens een stuk minder goed kunnen aflopen.

Steunpunten

Steunpunten dus, zoals beugels in de badruimte en stevig meubilair in de gang. Daarnaast goede verlichting, geen obstakels op het looppad en op cruciale punten een stoel zodat de oudere kan gaan zitten als de duizeligheid opkomt.

Dat soort dingen kun je doen in de strijd tegen duizeligheid. Daarbij kun je ook nog denken aan het voorkomen van scherpe hoeken. Deze kunnen het risico op letsel vergroten op het moment dat de oudere door de duizeligheid aan het wankelen slaat.

6.7.5 DUIZELIGHEIDSKLACHTEN BUITENSHUIS

Voor alle duizeligheidsklachten geldt dat ze ook buitenshuis kunnen ontstaan. Bijvoorbeeld als de oudere een tijdje stil moet staan, zoals bij het wachten totdat een toilet vrijkomt of bij een carnavalsoptocht. Een stevig opklapstoeltje of een rollator met een zitgedeelte kan dan heel handig zijn (figuur 6.1).

6.7.6 ERGOTHERAPIE

Ergotherapeuten zijn deskundig in het vinden van oplossingen voor problemen in de omgeving van de oudere. Het leven van de oudere kan daarmee behoorlijk aan kwaliteit winnen. Ergotherapeuten weten bovendien hoe aanpassingen het beste kunnen worden aangevraagd, waardoor financiering geen obstakel hoeft te vormen.

6.7.7 ELASTISCHE KOUSEN

Lichte steunkousen aandoen voordat de oudere uit bed komt, heeft in sommige gevallen een gunstig effect. De gedachte is dat door tegendruk te geven op de bloedvaten in de benen de vaten niet zoveel zullen uitzetten en de bloeddruk daardoor minder zal dalen. Hoewel sommige ouderen hierbij baat hebben, is het effect van deze interventie wetenschappelijk niet bewezen.

6.7.8 HOOFDEINDE HOGER

Dit laatste geldt ook voor het op klossen zetten van het hoofdeinde. Dit zou dan ongeveer 30 centimeter hoger moeten staan. Het idee hierachter is dat door een andere vochtdoorstroming in het lichaam de nieren 's nachts minder urine zullen produceren, waardoor er meer vocht in de circulatie blijft. Hierdoor zou de bloeddruk minder schommelen

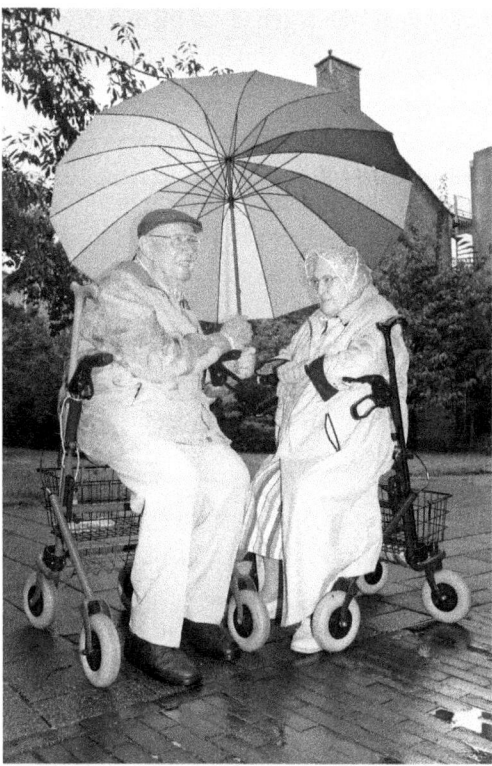

Figuur 6.1 Bij snel opkomende duizeligheid kan men gaan zitten op de rollator.

tijdens houdingsverandering. Als deze maatregel al zou helpen, dan is het nog een hele prestatie om net zo lekker te slapen als normaal. Slechte nachtrust, omdat het bed in een vreemde stand staat, is een voorbeeld van hoe een remedie erger kan zijn dan de kwaal. Maar als het helpt, is dat een voordeel en sommige ouderen slapen dan ook met een verhoogd hoofdeinde. Wie op zoek is naar een oplossing zou het dus in ieder geval kunnen proberen.

6.7.9 GEZICHTSVERMOGEN EN GEHOOR

Zintuigen helpen om je positie in de ruimte te bepalen. Als dit niet goed lukt, kan duizeligheid ontstaan. Als zintuigen minder goed werken, zijn er hulpmiddelen beschikbaar om de gevolgen hiervan te beperken. Het is daarom belangrijk om vast te stellen hoe goed iemand kan zien en horen. Dit kan bij opticiens en audiciens worden vastgesteld, maar ook in zorgcentra, ziekenhuizen of bij de huisarts.

Goede brillen en hoorapparaten zijn voor de meeste ouderen in allerlei soorten en prijzen verkrijgbaar.

6.7.10 BLOEDSUIKER

Bij een oudere met duizeligheidsklachten die ook aan suikerziekte lijdt, moet je de bloedsuikerspiegel goed in de gaten houden. Zowel een te hoog als een te laag bloedsuikergehalte kan duizeligheid teweegbrengen. In beide gevallen moet dit gemeld worden aan de arts en dient het zo snel mogelijk te worden behandeld. Bovendien plassen mensen met een hoger bloedsuikergehalte meer, waardoor het circulerend volume afneemt wat – het laat zich al raden – duizeligheid in de hand werkt.

6.8 Leefregels bij bloeddrukdaling na de maaltijd

6.8.1 VOEDING

Koolhydraten: zetmeel en suikers

De bloeddruk kan mogelijk dalen als veel koolhydraten worden ingenomen. Koolhydraten bestaan uit zetmeel en suikers. Zetmeel zit in graan (brood, pasta, rijst), aardappels en peulvruchten. Suikers zijn er in verschillende soorten: vruchtensuikers (fruit, jam, appelmoes, sap), melksuikers (zuivelproducten) en kristal- of rietsuikers (snoep, toetjes, zoet broodbeleg, koek en gebak).

Samenstelling van de voeding

Bij een dieet in verband met postprandiale hypotensie (PPH) zouden de koolhydraten dus beter verdeeld moeten worden over de dag. Dat kan door vaker kleinere maaltijden te gebruiken, maar ook door deze anders samen te stellen. Bijvoorbeeld door niet op alle boterhammen zoet beleg te doen, maar vlees of kaas te gebruiken. De diëtiste kan bij de samenstelling van een PPH-voedingsschema behulpzaam zijn en dit afstemmen op de persoonlijke voorkeur.

Voedingsvezels

Voedingsvezels hebben een gunstig effect op de snelheid waarmee het voedsel via de maag naar de darm gaat. Voedingsvezels zitten in bruin- en volkorenbrood, groenten en fruit. Dat is dus in ieder geval gezond.

Cafeïne

Sommige ouderen hebben baat bij het drinken van cafeïnehoudende koffie bij het eten.

Medicijnen

Mensen met PPH die bloeddrukverlagers gebruiken, zouden (alleen na overleg met de arts) deze het beste tussen twee maaltijden in kunnen gebruiken. De arts zou kunnen overwegen om bij ouderen die last hebben van PPH de medicatie, zoals plaspillen, aan te passen.

6.8.2 RUSTEN NA HET ETEN

Bij bloeddrukdaling na de maaltijd kan het verstandig zijn om op bed te ontbijten, een uurtje te blijven liggen en pas op te staan als de duizeligheid helemaal is weggetrokken. Ook na de hoofdmaaltijd is het aanbevolen weer te gaan rusten op bed, maximaal anderhalf uur. Soms is dit rusten na de maaltijd juist niet goed, omdat een oudere tegelijkertijd last van orthostase kan hebben. Welke keuze het beste gemaakt kan worden, hangt dus af van welke klacht de oudere de meeste hinder ondervindt.

6.8.3 BLIJVEN GENIETEN

Het mag niet zo zijn dat een PPH-dieet leidt tot gewichtsafname of een sterk verminderde kwaliteit van leven. Het moet mogelijk blijven dat de oudere blijft genieten van de maaltijden en deze mogen geen gevoelens van afkeer bij de oudere opwekken. Als dit moeilijk op elkaar af te stemmen is, dan moet tegemoetgekomen worden aan de wensen van de oudere.

Meer lezen?

Dito JC, Stavast T, Zwart DE. Basiszorg boek 1, hoofdstuk 9. De zorg voor houding, beweging en mobiliteit. Basiswerk Niveau 3. Houten: Bohn Stafleu van Loghum, 2008. ISBN 9789031349685.

Websites

www.duizeligheidscentrum.nl. De site van het Landelijk Expertisecentrum Duizeligheidsklachten. Op deze site staat achtergrondinformatie over de verschillende vormen van duizeligheid.
www.seniorgezond.nl. Het aantal senioren dat te maken krijgt met een valongeval is groot en de gevolgen zijn vaak ernstig. Deze website helpt je om valongevallen te voorkomen.

7 Vallen, de zwaartekracht te lijf

7.1 Inleiding

Wie kan schaatsen of skaten, herinnert zich vast nog wel hoe het leren ervan verliep. Hoe banger je bent om te vallen, des te eerder val je ook. De angst zorgt voor het aanspannen van de spieren en dit verhoogt weer het risico op pijn en blessures. Veel ouderen komen ook ten val gewoon tijdens de dagelijkse bezigheden. De gevolgen zijn er niet minder door!

Ouderen vallen vaak en als dat gebeurt kan dat grote gevolgen hebben. Maar liefst 34 procent van de thuiswonende 65-plussers valt per jaar één keer en dit overkomt minstens de helft van de bewoners van verzorgings- en verpleeghuizen. In ziekenhuizen vallen mensen zelfs drie keer zo vaak als thuis. In totaal gaat het om meer dan één miljoen valincidenten per jaar.

Na een val kunnen ouderen te kampen krijgen met hersenbeschadigingen, botbreuken en wonden, maar ook met angst, onzekerheid en afhankelijkheid waardoor de zelfzorg afneemt.

De meeste valpartijen verlopen zonder zichtbaar letsel, maar toch is een val vaak het begin van een aantal grote problemen. Van de ouderen die gevallen zijn, overlijdt 25 procent binnen een jaar en nog eens 25 procent raakt blijvend invalide.

Mevrouw Olearnik is geschrokken

Mevrouw Olearnik is bijna negentig jaar. Ze woont in een seniorenwoning en maakt gebruik van de diensten van het verzorgingshuis, vlak bij haar huis. Ze is weduwe en heeft een zoon die in Londen woont. Viermaal per jaar komt hij naar Nederland om zijn moeder te bezoeken.

Mevrouw Olearnik is erg geschrokken. Toen ze drie weken geleden naar de activiteitenruimte van het verzorgingshuis wilde lopen, struikelde ze over een stoeptegel. Het lukte haar om na de val weer op te staan en thuis te komen. Alleen haar knie had een schaafwond, maar toch is ze sinds de val niet meer de oude. Ze is bang om nog een keer te vallen. Daarom voelt ze zich onzeker en lukt het haar niet meer zo goed om de dingen te doen waar ze vroeger niet over na hoefde te denken. Al twee keer was ze te laat op het toilet en het wassen en aankleden gaat ook minder makkelijk. Uit bezorgdheid over hoe het nu verder moet, slaapt ze slecht en smaakt het eten haar niet meer. Sinds de val is ze niet meer buiten geweest.

Als haar zoon bij haar op bezoek komt, maakt hij zich zorgen. Via de huisarts regelt hij hulp voor zijn moeder. Dagelijks komt nu een verzorgende bij mevrouw Olearnik die haar helpt met wassen en aankleden. De huisarts vraagt een fysiotherapeut om bij mevrouw langs te gaan.

7.2 Oorzaken van plotseling vallen

Bij ouderen zijn het vaak combinaties van factoren die een val veroorzaken. Het proces van het ouder worden van het lichaam speelt een rol, de omgeving is van invloed en ook de lichamelijke of psychische gezondheid is bepalend.

Omdat geriatrische patiënten meestal één of meerdere ziekten hebben en ook regelmatig medicijnen gebruiken die invloed hebben op het evenwicht en de mate van alertheid, is er bij hen een aanzienlijk groter risico op vallen dan bij jongere mensen.

Het ouder wordende lichaam heeft minder mogelijkheden om zich tegen een val te beschermen. Door veroudering verliest het evenwichtsorgaan zijn fijngevoeligheid en daardoor is het moeilijker de balans te bewaren. Daarnaast hebben de spieren meer moeite om een balansverstoring op te vangen. Bovendien kan de bloeddruk zich vaak minder goed aanpassen aan houdingsveranderingen waardoor bloeddrukschommelingen kunnen ontstaan. Iemand die hier aan lijdt, kan last krijgen van duizeligheid en flauwvallen (zie hoofdstuk 6).

Ook speelt het minder goed kunnen zien en horen een rol bij het grotere risico op vallen. Al deze factoren vergroten de kwetsbaarheid van de oudere.

Bovendien is het op hogere leeftijd moeilijker om twee dingen tegelijk te doen, bijvoorbeeld lopen en praten. Let maar eens op als je naast een ouder iemand loopt en een vraag stelt. Meestal zal de oudere stil blijven staan als hij of zij wil antwoorden.

7.2.1 LICHAMELIJKE EN PSYCHISCHE GEZONDHEID

Ouderen hebben vaker dan jongeren last van lichamelijk en/of psychische chronische ziekten die het lopen beïnvloeden. Bovendien hebben veel ouderen niet slechts één chronische ziekte, maar wel twee of drie. Voorbeelden hiervan zijn neurologische aandoeningen, zoals de ziekte van Parkinson, de ziekte van Alzheimer of epilepsie. Veelvoorkomende aandoeningen die de mobiliteit aantasten, zijn ziekten van de gewrichten of botten, bijvoorbeeld artrose (vermindering van het botbeschermende kraakbeen) en osteoporose (vermindering van de botdichtheid). Ook hart- en vaatziekten kunnen evenwichtsmoeilijkheden veroorzaken. Daarnaast is er nog het krachtsverschil tussen de twee lichaamszijden (na een CVA) die de stabiliteit bij het lopen ernstig kan beperken. Bovendien hebben patiënten die uitgedroogd zijn, last krijgen van ondervoeding en/of een paar dagen op bed hebben gelegen een groter risico op vallen.

Ook het verminderde vermogen om te zien of te horen en vaak naar het toilet moeten, zijn factoren die bijdragen tot een verhoogd risico op vallen.

Ziekten die de psychische functies aantasten zijn depressie, dementie en delier. Door deze aandoeningen kunnen desoriëntatie, onrust en geheugenstoornissen optreden. En dit kan dan weer een val in de hand werken.

Wie eenmaal is gevallen en angstig blijft, voelt zich onzeker. Het lopen gaat dan niet meer als vanzelfsprekend en het risico op een nieuwe val is aanzienlijk.

Lichamelijke en psychische factoren die het risico op vallen vergroten
- verminderd kunnen zien of horen;
- verminderde mobiliteit (lopen, gaan zitten, draaien of opstaan);
- vaker naar het toilet moeten (blaasontsteking, gebruik van plastabletten, overactieve blaas);
- meerdere ziekten (tegelijkertijd), zoals: de ziekte van Parkinson, hartfalen, CVA, epilepsie, artrose, osteoporose, depressie, dementie en delier;
- een eerdere val.

7.2.2 MEDICIJN- EN ALCOHOLGEBRUIK

Van alle valpartijen heeft 30 procent te maken met medicatiegebruik. Bepaalde groepen medicijnen verhogen door hun bijwerkingen het risico op vallen. Oudere mensen reageren vaak veel gevoeliger op slaapmiddelen en medicijnen tegen angst en onrust. Ook het gebruik van middelen tegen een depressie verhoogt het risico op een val. Andere medicijnen die valrisico's vergroten zijn plastabletten en middelen die de bloeddruk verlagen. Vooral bij de start of bij verhoging van de dosering van deze middelen is het goed om rekening te houden met een vergroot risico. Uit onderzoek blijkt overigens dat steeds meer ouderen vaker en meer alcohol drinken. Ook dit leidt uiteraard regelmatig tot een val.

7.2.3 OMGEVINGSFACTOREN

Beperkte verlichting, kabels die over de grond lopen en de poes die in de weg zit, zijn allemaal omgevingsfactoren die een val in de hand kunnen werken. Daarnaast kunnen ongelijke vloerdelen zoals randen van vloerkleden of losliggende stoeptegels tot gevaarlijke situaties leiden. Eveneens behoren de natte douchevloer of midden in de nacht een steile trap af moeten om naar de wc te gaan tot beruchte risicofactoren.

Verder kan zelfs kleding risicovol zijn. Denk aan een pantalon waarvan de pijpen te lang zijn (bijvoorbeeld door gewichtsverlies). Ook een panty die te klein is of die de dame in kwestie vergeten heeft om op te trekken, kan het lopen bemoeilijken. En dan zijn er nog slecht passend of onvoldoende steungevend schoeisel, losse veters, noem maar op. Het verkeerd gebruik van een rollator, looprek of stok kan letterlijk halsbrekend zijn. Vooral als er ook nog iets aan mankeert, zoals een kapotte rem aan de rollator of het ontbreken van de rubberen dop onder aan de poten van een looprek of aan het uiteinde van een stok.

7.2.4 VALGEVAAR IN ZIEKENHUIZEN EN ZORGINSTELLINGEN

In ziekenhuizen en zorginstellingen vormen gladde vloeren, nachtkastjes met wielen, een te hoog bed en een beperkte bewegingsruimte om het bed heen vaak verhoogde risico's om te vallen. Bovendien is de omgeving anders, waardoor de oudere de weg kwijt kan raken en zich angstig en onveilig kan voelen. Het is niet voor niets dat veel ouderen juist in het ziekenhuis en in zorginstellingen ten val komen.

Fixatie in instellingen

Fixatie ofwel het vastbinden van verwarde en onrustige patiënten, vaak bedoeld om het valrisico te verkleinen, blijkt juist het risico op letsel en overlijden te vergroten. Dit geldt ook voor het gebruik van hoge bedhekken. Vaak proberen patiënten over de hekken heen te klimmen en een val naast het bed kan heel hard aankomen. De remedie fixatie is dus vaak erger dan de kwaal (zie ook hoofdstuk 14).

7.3 Manieren om het valrisico te verkleinen

Praktische voorzorgsmaatregelen kunnen het risico op vallen verkleinen. Daarvoor moet je per situatie duidelijkheid krijgen over de beïnvloedende factoren. Zowel de persoon als de omgeving is daarbij belangrijk.

Als verzorgende sta je hierin niet alleen. De huisarts of verpleeghuisarts zal beoordelen welke medische behandeling nodig is en eventueel de fysiotherapeut vragen om het risico op vallen zo veel mogelijk te verkleinen. Ook de ergotherapeut kan hierin behulpzaam zijn, bijvoorbeeld door de omgevingsfactoren zo veel mogelijk aan te passen aan de leefsituatie van de patiënt. In alle situaties zullen preventieve maatregelen vooropstaan. Omdat bij een verhoogd valrisico vaak meerdere factoren een rol spelen, zal ook de preventie gevarieerd zijn. Veel ziekenhuizen beschikken over speciale valpoli's. Hier werken artsen, verpleegkundigen en fysiotherapeuten samen om in één dag duidelijk te krijgen waardoor het valgevaar ontstaat en wat eraan gedaan kan worden. De behandeladviezen kunnen vervolgens overgedragen worden naar de thuissituatie. De fysiotherapeut kan bijvoorbeeld de patiënt helpen om zijn lichamelijke conditie te verbeteren, de angst om vallen te verminderen of met een rollator om te leren gaan.

Verzorgenden zijn door hun 24 uursaanwezigheid en nauwe betrokkenheid bij de patiënt onmisbaar in de signalering van valgevaarlijke situaties en in het ondersteunen van de patiënt om die risico's te voorkomen.

Maatregelen om vallen te voorkomen

Fit blijven

Om de spieren en botten fit en sterk te houden en de lichamelijke balans en conditie te optimaliseren, is het goed regelmatig te wandelen. Als het even kan drie keer per week een halfuur, liefst in de buitenlucht. Tijd in de zon doorbrengen, stimuleert onder andere de natuurlijke aanmaak van vitamine D. Vitamine D helpt bij het op peil houden van de botdichtheid en sterke botten kunnen tegen een stootje. Natuurlijk zijn voor het fit blijven ook goede voeding en voldoende drinken van belang. Zo lang mogelijk zelfstandig de activiteiten van de zelfzorg blijven uitvoeren, is vanwege de lichaamsbeweging die dit vergt zeer aanbevelenswaardig.

Bewegingsprogramma's
Op het gebied van beweging zijn er steeds meer mogelijkheden. Het hangt van de woonplaats van de oudere af welke dat zijn. Voorbeelden zijn: bewegen op muziek, volksdansen, judo of gymnastiek voor senioren. Ook zijn er speciale valpreventieprogramma's voor mensen met valangst en is er een onderzoek gaande naar de effecten van tai chi, een Chinese bewegingskunst waarin bewegings- en balansoefeningen centraal staan. Via organisaties voor ouderenwerk, zoals Swon in Nijmegen (voorheen Stichting Welzijn Ouderen Nijmegen), kan de oudere informeren naar de mogelijkheden in de eigen woonplaats of regio.

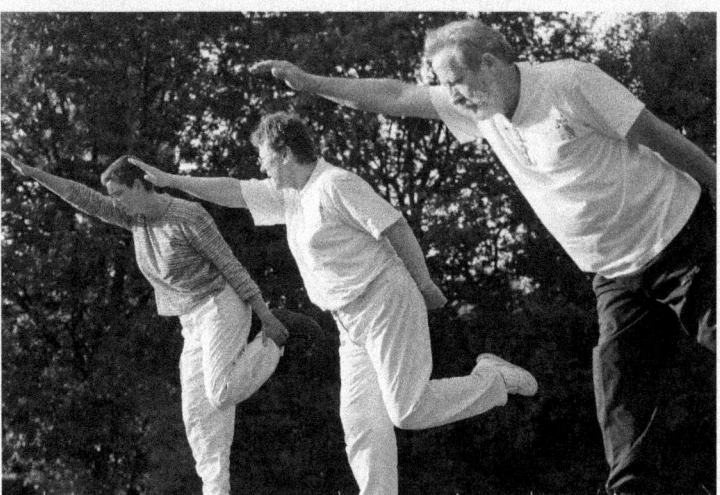

Figuur 7.1 *Fit blijven geeft minder risico op vallen.*

Goede schoenen, passende kleding
Goede schoenen zijn onmisbaar. Deze hebben een passend voetbed, omsluiten de hele voet, hebben lage hakken en soepele zolen die niet glad zijn. De veters zijn lang genoeg om een strik te maken en de uiteinden slepen niet over de vloer. Kleding moet goed

passen. Broekspijpen mogen niet te lang zijn (gebruik een riem of bretels) en panty's niet te klein.

Veilige omgeving
Zorg voor goede verlichting ('s nachts een nachtlampje), antisliptegels in de natte ruimten (douche, wc, keuken) en vermijd losliggende elektriciteitskabels of kleedjes. Soms kan het verstandig zijn voor een patiënt om (tijdelijk) beneden te slapen of een postoel naast het bed te gebruiken. Op het toilet of in de douche kunnen handgrepen geïnstalleerd worden. In de douche kan ook een douchestoel worden bevestigd. De ergotherapeut kan hierover adviseren; een consult wordt door de meeste ziektekostenverzekeraars vergoed.
Voor losliggende stoeptegels in de openbare ruimte kan de gemeente worden gebeld.

Houd rekening met duizeligheid
Als de oudere duizelig is na houdingsverandering helpt het om langzaam overeind te komen en een aantal minuten op de bedrand te blijven zitten alvorens op te staan. De bloeddruk heeft dan extra tijd om zich aan te passen aan de veranderde lichaamshouding. Sommige patiënten gebruiken voor dit probleem elastische kousen. Door de druk van de kousen kunnen de aderen het bloed iets gemakkelijker terugstuwen naar het hart en de hersenen (zie hoofdstuk 6) zodat in die organen geen bloedtekort ontstaat.

Heupbeschermers
Dit zijn katoenen elastische onderbroeken waarin ter hoogte van de heupen en bovenbenen twee schokabsorberende pantsers zijn aangebracht. Het is bewezen dat deze broeken helpen bij het voorkomen van een heupbreuk. Toch denken veel mensen die deze broeken hebben aangeschaft er niet altijd aan om ze ook aan te doen. Zeker bij patiënten die broze botten hebben (osteoporose), is het een mogelijkheid om het risico op letsel met wel 60 procent te beperken.

Andere hulpmiddelen
Om valgevaar te voorkomen, kan ook gebruikgemaakt worden van bewegingsgevoelige sensoren. Deze kunnen worden aangebracht naast het bed, bij de deuringang of als matje in de stoel. Ze geven een signaal af als de oudere dreigt te vallen of aan het

dwalen slaat. Ze zijn geschikt voor ouderen die beter niet alleen kunnen lopen en die er niet (altijd) aan denken om hulp te vragen. Hiermee kan deze groep ouderen (eventueel ook thuis als er een mantelzorger aanwezig is) die ondersteuning krijgen die nodig is. Ook het bed op vloerniveau dat daardoor beter geschikt is voor de verpleging en verzorging van de oudere is hiervan een voorbeeld (zie hoofdstuk 14).

Herken valangst
Veel ouderen schamen zich om te zeggen dat ze bang zijn om te lopen. Dat merk je als je ze vraagt om te gaan staan. Je ziet de oudere verstarren en bij hulp werkt de oudere eerder tegen dan mee. Dat merk je doordat de oudere krampachtig een reling, bed of stoel vasthoudt. De oudere heeft een toenemende bezorgdheid om te vallen en als het niet lukt om deze angst te doorbreken, zal de oudere vast en zeker snel weer vallen. Zo ontstaat een vicieuze cirkel van angst, isolement en zorgafhankelijkheid.
Deze situatie lijkt op de casus van mevrouw Olearnik beschreven in paragraaf 7.1.

Preventie
Valangst kan overwonnen worden als de oudere gemotiveerd en in staat is om mee te werken. In praktijken voor fysiotherapie, klinieken, thuis of in verzorgings- en verpleeghuizen worden cursussen aangeboden gericht op preventie van (angst om te) vallen. De fysiotherapeut zal per individu beoordelen waarom het probleem zich voordoet en wat er moet gebeuren om een nieuwe val te voorkomen.
Voor mensen die valangst hebben, geldt dat ze zich sneller veilig voelen in een omgeving waar begrip, tijd en aandacht zijn voor deze gevoelens.

7.4 Als een oudere is gevallen

Het komt regelmatig voor dat alleenstaande ouderen die thuis wonen ten val komen en niet meer op kunnen staan. Zo iemand kan dan uren of zelfs dagen op hulp liggen te wachten. In andere gevallen kan het zijn dat iemand valt waar iedereen bij is. Wat is verstandig om te doen? Daarover gaat het in deze paragraaf.

7.4.1 ARTS WAARSCHUWEN

Als een oudere is gevallen, is het verstandig om de arts hiervan op de hoogte te stellen. Meld hierbij hoe de oudere is gevallen en wat de klachten zijn of, als er geen klachten zijn, wat je aan de oudere ziet. Soms kan de oudere niet precies navertellen wat er is gebeurd. Vallen kan ernstige gevolgen hebben en daarom is het belangrijk eerst goed na te denken voordat je al dan niet besluit om tot handelen over te gaan.

7.4.2 LETSEL DOOR DE VAL

Hersenkneuzing

Een val op het hoofd kan bijvoorbeeld een hersenkneuzing veroorzaken. Hierbij kunnen hersenweefsel en -bloedvaten beschadigen en door opzwelling zorgen voor een geleidelijk oplopende druk onder de schedel. Ook al lijkt er in het begin niets aan de hand, er kan wel degelijk sprake zijn van ernstig letsel. Dit blijkt dan uit een langzame verslechtering van de aanspreekbaarheid door daling van het bewustzijn bij de oudere. Het kan dan lijken alsof hij of zij slaapt. Snel medisch ingrijpen is in zo'n geval erg belangrijk. Als een oudere die op het hoofd gevallen is wil gaan slapen, kan de arts een wekadvies geven. De oudere moet dan elk uur gewekt worden om te kunnen beoordelen hoe het bewustzijn is. Bij een oudere bij wie het wekken niet lukt, is het belangrijk de arts te waarschuwen.

Botbreuken en kneuzingen

Naast een hersenkneuzing kan er ook sprake zijn van botbreuken (breuken van heup, schaambeen en pols komen vaak voor). Bij ouderen kunnen de klachten van botbreuken minder uitgesproken zijn dan bij jongeren. Ook om deze redenen is een medisch lichamelijk onderzoek na een val aan te bevelen.

Ook gekneusde ribben komen nogal eens voor na een val. Dit is zeer pijnlijk, herstel duurt lang en het beperkt de beweging in sterke mate.

7.4.3 HULP NA HET VALLEN

Onderkoeling

In gevallen dat iemand uren op de grond heeft gelegen, is er meestal sprake van onderkoeling. Als de oudere veel pijn aangeeft of niet aanspreekbaar is, wees dan voorzichtig en help niet meteen met opstaan. Het kan zijn dat er iets gebroken is, bijvoorbeeld rug- of nekwervels. Als je dan gaat tillen, kunnen de rug- of nekwervels verschuiven en zenuwen doorsnijden. Zorg er intussen wel voor dat de oudere het warm krijgt (verwarming hoog, kruik, dekens) en probeer als dit nodig is te helpen ontspannen. Dit doe je door zelf rustig te blijven en door ondertussen de oudere te laten merken dat je weet wat er moet gebeuren en geregeld moet worden. Stel als de oudere alleen woont de contactpersonen op de hoogte.

Tillen

Geeft de oudere geen pijn aan en blijkt er geen letsel te zijn, help hem of haar dan overeind. Als de oudere dit niet zelf kan, doe dit dan altijd met minstens twee sterke personen. Vraag in de thuissituatie bijvoorbeeld de buurman om te helpen. Kijk eerst of het de oudere lukt om zelf mee te helpen. Maak zo veel mogelijk gebruik van de eigen kracht van de oudere en ondersteun hem of haar daarin.

Het is aan te bevelen om situaties waarin getild moet worden zoals hier beschreven in lessituaties op elkaar te oefenen. Oefen dan voor beide rollen, dus als tiller en als getilde. Nuttig om eens te voelen wat wel en niet prettig is.

Pijn en angst na het vallen

Wees na de val alert op pijn en angst bij de oudere. Pijn kan behandeld worden met pijnstillers. Dit maakt het bewegen gemakkelijker. Stel de oudere voor om de arts te vragen om pijnstillers voor te schrijven. Plaatselijk kan zwelling en pijn behandeld worden met koude kompressen en als dit mogelijk is het aangedane lichaamsdeel hoog te houden.

Angst om te vallen vergroot het risico op een volgende val enorm (zie paragraaf 7.3 'Herken valangst'). Het eerste dat je kunt doen nadat iemand is gevallen, is begrip tonen voor de heftige gevoelens die aanwezig kunnen zijn. Neem als het even kan hiervoor tijd en aandacht, want deze eerste opvang helpt de oudere bij het verwerken van de schrik. Dit is voor de oudere vaak een belangrijke eerste stap bij het overwinnen van angst.

Persoonsalarm

Om te voorkomen dat een oudere uren op hulp ligt te wachten na een val, is er de mogelijkheid van een persoonsalarm. Dit werkt via een alarmknopje dat de oudere bij zich draagt. Het biedt de mogelijkheid om bij een noodgeval hulp aan huis te krijgen. Dat kan hulp zijn van eigen contactpersonen, bijvoorbeeld de kinderen. Zij krijgen dan een signaal dat aangeeft dat de oudere in nood verkeert. Ook kan gebruik worden gemaakt van professionele alarmopvolging in de vorm van een abonnement. Het aanvragen hiervan kan via onder meer welzijnsorganisaties voor ouderen.

Meer weten?

Websites

www.bescherm-uw-heup.nl. Productinformatie over heupbeschermers.
www.cbo.nl. Het Kwaliteitsinstituut voor de Gezondheidszorg CBO heeft op initiatie van de Nederlandse Vereniging voor Klinische Geriatrie de richtlijn Preventie Valincidentie opgenomen. De richtlijn is op deze website te downloaden.
www.kennisnetwerkvalpreventie.nl. Alles over onderzoek naar de preventie van vallen bij ouderen.
www.seniorgezond.nl. Een website voor senioren, mantelzorgers en hulpverleners.
www.valpreventie.be. Website voor hulpverleners die met valproblematiek te maken hebben. Centrum voor Ziekenhuis- en Verplegingswetenschap, KU Leuven.

Spel

Knijnenburg C. Het Geriatriespel, thema 2: Valpreventie. V&VN Geriatrie Verpleegkunde, 2004.

Vermoeidheid, tot niets meer kunnen komen

8

8.1 Inleiding

Vermoeidheid is een opvallend gevoel van uitputting na een lichamelijke, psychische of emotionele inspanning. Meer dan een derde van de oudere vrouwen en iets minder dan een kwart van de oudere mannen heeft er last van. Vermoeidheid kan een ingewikkeld probleem zijn. Vaak vraagt het de nodige tijd en aandacht om te kunnen achterhalen wat de oorzaak is en wat het gevolg. Dit komt doordat de klacht 'vermoeidheid' zoveel oorzaken kan hebben. Vermoeidheid heeft meestal grote gevolgen voor de gezondheid van de oudere. Het belemmert bij de zelfzorg, zoals wassen en kleden, het verzorgen van de maaltijd of het ondernemen van sociale activiteiten. Daarom is het zo belangrijk om de oorzaak te vinden, want de ouderen die last hebben van vermoeidheid belanden heel snel van de regen in de drup.

> Meneer Hassan, 75 jaar, woont alleen in een seniorenwoning
> Afgezien van licht overgewicht en artrose was meneer Hassan tot voor kort redelijk gezond. De mensen in zijn omgeving zien hem als een sympathieke levensgenieter.
> Meneer Hassan heeft anderhalve week geleden griep gekregen. Eerst had hij last van verkoudheid en hoesten en later ook van koorts, braken en gebrek aan eetlust. Daarom moest hij in bed blijven. Nu de koorts is geweken, merkt meneer Hassan al een paar dagen dat het hem niet lukt om langer dan een minuut of twintig op te zijn. Een intens gevoel van uitputting overvalt hem dan, waardoor er voor hem niets anders op zit dan het bed weer in te gaan. Ook merkt hij dat hij wat ontmoedigd raakt. Hij ziet er tegenop om uit bed te komen. Toiletgang stelt hij zo lang mogelijk uit. Uit bed komen lukt pas na enorme psychische inspanning. Hulp heeft hij genoeg, daar niet van. Zijn dochters helpen hem met de boodschappen, verzorgen de maaltijden, doen de was en

ook helpen ze hun vader met de zelfverzorging. Maar toch, ondertussen wordt de wereld voor meneer Hassan steeds kleiner. Een dergelijke uitputtende vermoeidheid heeft hij nooit eerder gevoeld en tot zijn schrik merkt hij dat het hem steeds minder kan schelen.

Door vermoeidheid zal de oudere niet snel de deur uitgaan en de dagelijkse activiteiten die het leven vergt om schoon, gevoed en in conditie te blijven, kosten moeite. Al deze omstandigheden zijn niet bevorderlijk voor de stemming en de kans is groot dat het activiteitenniveau steeds verder af zal nemen. Een neerwaartse spiraal wordt hiermee ingezet.
Vooral alleenstaande ouderen (weduwen en weduwnaars) vormen een risicogroep. Met name als deze ouderen ook nog eens meerdere ziekten tegelijk hebben, is het risico op gevoelens van hevige vermoeidheid groot.

8.2 Vermoeidheid, hoe uit zich dat?

Er is een scala van ziekten die vermoeidheidsklachten met zich mee kunnen brengen. Zowel op lichamelijk als psychisch vlak. Ouderen hebben vaak meerdere chronische ziekten waardoor het risico op vermoeidheid toeneemt.

8.2.1 VERSCHIJNSELEN VAN VERMOEIDHEID
Minder spierkracht
Een vermoeide oudere vindt het vaak moeilijk om uit de stoel op te staan. Zowel de kracht in de arm- als in de beenspieren is te beperkt. Opdrukken uit de stoel en gaan staan, gaat bijzonder moeizaam. Dit verlies van spierkracht is ook lastig bij het lopen en de zelfverzorging. Bijvoorbeeld bij het opentrekken van deuren of kastlades, bij het losdraaien van doppen en openen van conservenblikken of potten. Kortom, de oudere met last van vermoeidheid komt al snel in de problemen bij bijna alle dagelijks terugkerende taken die nodig zijn om gezond te blijven.

Afgenomen mogelijkheid om zich lichamelijk in te spannen
Vlak na een inspanning voelt de oudere meestal een intens gevoel van onvermogen. Het lichaam is niet in staat de kracht te leveren om datgene te doen wat men voor ogen had. Meestal voelt de oudere zich

hierdoor gefrustreerd en verdrietig. Het lichaam laat hem of haar (alweer) in de steek. Hierdoor kan men zich nogal onzeker en ontmoedigd gaan voelen.

Verlies van initiatief, 'laat mij maar liggen'

Vaak zie je dat de oudere er minder toe kan komen om die dingen te doen die voorheen gewoon waren. De vermoeidheid ontmoedigt om in actie te komen en daardoor kan al snel een patroon ontstaan van minder initiatief nemen of apathie. Er ontstaat dan een vicieuze vermoeidheidscirkel, die pas na enige tijd kan gaan opvallen. Immers, de oudere vraagt niet om hulp en bij het aanbieden van hulp geeft de oudere met apathie regelmatig als antwoord: 'Laat mij maar liggen.'
Het interesseert hem of haar dus niet meer zoveel. Hoe langer een dergelijke toestand duurt, hoe groter het risico op complicaties, bijvoorbeeld decubitus, longontsteking of trombose. Als het patroon op tijd wordt ontdekt, is de kans dat de oudere er met professionele hulp weer bovenop komt groot. Helaas geldt ook het tegenovergestelde: als de vicieuze vermoeidheidscirkel niet op tijd tot stilstand komt, is het risico dat de oudere er vroeg of laat aan zal overlijden groot.

8.3 Verschil tussen lichamelijke en psychische vermoeidheid

Over het algemeen kun je stellen dat lichamelijke vermoeidheid overgaat na rusten, maar juist verergert na inspanning. Psychische vermoeidheid staat minder onder invloed van inspanning, terwijl het daarbij wel kan uitmaken welk tijdstip van de dag het is.
Mensen die last hebben van psychische vermoeidheid hebben dat namelijk vooral in de ochtend. Dit is herkenbaar doordat deze mensen moeite hebben met het starten van de dag. Dat begint al bij het opstaan uit bed, maar daarmee is het nog niet voorbij. Ook daarna, bij het ontbijten, wassen en kleden, is het voor de oudere vaak een worsteling om alles voor elkaar te krijgen. Als dit eenmaal gelukt is, ebt het gevoel van vermoeidheid langzaam weg. Tot de volgende ochtend. Dan is de vermoeidheid weer in volle hevigheid aanwezig.

Lichamelijke vermoeidheid kan samengaan met psychische vermoeidheid. Deze combinatie ontstaat als de oudere na een langere periode van somatische vermoeidheid neerslachtig raakt van de last die hij ervaart en zich ontmoedigd voelt bij onvoldoende zekerheid over wanneer de klachten zullen verdwijnen. Veel meer dan jongeren zijn ouderen genoodzaakt om te wennen aan verlies. Verlies van wat het lichaam vroeger zonder moeite kon en nu niet meer, verlies van dierbaren en verlies van vertrouwde dingen die verdwijnen. Dat gaat niet zomaar zonder slag of stoot. Vermoeidheid is dan vaak het gevolg.

Ziekten en aandoeningen met vermoeidheid als symptoom

Lichamelijk
- chronische ziekten zoals COPD, reuma, hartfalen;
- koorts en ontstekingen;
- ondervoeding;
- vitaminegebrek;
- bloedarmoede;
- kanker.

Psychisch
- stemmingsstoornis, depressie;
- dementie;
- verstoord slaap-waakritme.

Combinatie
- bedlegerigheid;
- onderprikkeling.

8.4 Bedrust bij vermoeidheid, wat zijn de gevolgen?

Bedrust heeft veel risico's. Vroeger wist men dat al en het gezegde 'In bed gaan de meeste mensen dood' is dan ook niet zomaar uit de lucht gegrepen. Wat gebeurt er nu met het lichaam terwijl het ligt? In onderstaand kader staan enkele mogelijke lichamelijke gevolgen van bedrust vanwege vermoeidheid op een rijtje.

Lichamelijke gevolgen van bedrust bij vermoeidheid

Vochtverlies
Bij mensen die op bed liggen, werkt het hart op een andere manier. Het bloed dat per hartslag uit het hart in de circulatie komt, is groter als men ligt. Door een grotere hoeveelheid bloed in de bloedcirculatie passeert dus ook meer bloed de nieren. De nieren doen hier niet moeilijk over en filteren ook deze extra hoeveelheid bloed. Daardoor wordt meer urine geproduceerd. Niet alleen

's nachts, maar zolang de oudere op bed ligt. Hierdoor wordt niet alleen het risico op uitdroging groter, maar is er ook verlies van mineralen die met de extra plas worden uitgescheiden.

Orthostase en trombose

Maar dat niet alleen, want als er meer vocht uit de bloedcirculatie verdwijnt, gaat dat ten koste van de totale hoeveelheid bloed in het lichaam. In hoofdstuk 6 kwam het begrip orthostase al aan de orde. Orthostase is een bloeddrukdaling door houdingsverandering. Hierbij heeft de oudere bij het gaan staan vanuit rustende houding last van duizeligheid en flauwvallen. Dit vergroot het risico op valpartijen. Ook misselijkheid en hartkloppingen kunnen zich hierbij voordoen. Minder bloed in de bloedcirculatie is om nog andere redenen riskant. Minder bloedvolume maakt het risico op het vormen van stolseltjes in het bloed (embolie en trombose) groter. Dit risico wordt groter al naargelang de bloedstroom trager is. En juist bij bedrust is de bloedstroom vertraagd door inactiviteit.

Longontsteking

Een liggende houding kan ook minder gunstige gevolgen voor de ademhaling hebben. De longen kunnen zich minder goed uitzetten, waardoor de ademhaling oppervlakkiger wordt, hoesten moeilijker gaat en het risico op verslikken toeneemt. Allemaal ingrediënten voor de ontwikkeling van een flinke longontsteking.

Vermindering van spier-, bot- en bindweefsel

Doordat de spieren niet in gebruik zijn nemen deze in omvang af. Soms wel met 5 procent per dag. Tien dagen bedrust kan de spierkracht dus halveren. Bedenk daarbij dat bij veel ouderen de oorspronkelijke spierkracht al flink verminderd was. Dit is een van de gevolgen van het ouder worden. Spierverlies treedt namelijk al op vanaf het dertigste levensjaar en neemt daarna steeds verder af. Herwinning van verloren spierkracht kan maanden training kosten. Bedrust van één dag kost twee weken lichamelijke activiteit om dit verlies te compenseren. Door afname van spierweefsel vermindert de eiwitproductie ook met ongeveer 33 procent. Daarnaast neemt onder invloed van het liggen ook de hoeveelheid botweefsel af en verliest het kraakbeen een gedeelte van zijn volume. Tot slot verliezen ook de bindweefsels en gewrichtsbanden aan kracht.

Obstipatie
Niet alleen de bloedstroom is wat minder actief, ook de peristaltiek in de darmen neemt af. Dit leidt tot obstipatie. Zeker als de oudere het ontlastingspatroon dat hij gewend was moet verlaten. Bijvoorbeeld doordat het niet goed lukt om op de po in gezelschap van anderen ontlasting te produceren. Als ouderen in een afhankelijke positie verkeren, kan door het moeten wachten op hulp de aandrang alweer verdwijnen.

Blaasretentie
Dit lang op hulp moeten wachten, is ook niet bevorderlijk voor het urineren. Bij een oudere die lang de plas moet ophouden omdat er nog geen hulp is, of die nog niet wil plassen omdat hij er tegenop ziet om uit bed te komen, kan de blaas door veel urine telkens beetje bij beetje oprekken. Bij het plassen op een po in bed lukt het vaak ook minder goed om uit te plassen. Geleidelijk aan ontstaat urineretentie en dat geeft onder meer een groot risico op blaasontsteking (zie hoofdstuk 4).

8.5 Vermoeidheid, wat is er aan te doen?

8.5.1 OORZAAK OPSPOREN

Waarom is de oudere zo moe? Dit is de eerste vraag waar een antwoord op moet komen. Het is dan ook belangrijk dat de oudere met moeheid een medisch onderzoek krijgt. Met bloedonderzoek kan de arts beoordelen of er sprake is van bijvoorbeeld bloedarmoede of een ontsteking en dit kan aanwijzingen geven voor chronische ziekten. Soms is nader onderzoek nodig, bijvoorbeeld bij het vermoeden op kanker. Ook kan blijken dat medicatie of combinaties van medicatie de bijwerking vermoeidheid geeft.
Daarnaast dient de stemming van de oudere te worden beoordeeld. Hebben zich ingrijpende gebeurtenissen voorgedaan, zoals het overlijden van een dierbare? Is sprake geweest van een langere periode van bedlegerigheid?
De arts heeft verschillende testmogelijkheden ter beschikking om te beoordelen of er sprake is van een depressie of een andere psychische aandoening.

8.5.2 BEHANDELEN VAN DE OORZAAK

Als er een oorzaak wordt gevonden, dan is daar in de meeste gevallen een passende medische behandeling voor. Vaak door middel van voorschrijven of juist afbouwen van medicijnen, het starten van een energie- en eiwitverrijkt dieet of een paramedische behandeling, zoals fysiotherapie. In sommige gevallen zal ook een ziekenhuisopname nodig zijn, bijvoorbeeld als het herstel te lang duurt, voor een bloedtransfusie bij bloedarmoede of als een ziekte als kanker is geconstateerd. Op afdelingen geriatrie zijn er door de specifieke kennis van de medewerkers niet alleen meer mogelijkheden voor diagnostiek, ook de leefomgeving op de afdeling is gericht op de behoeften van ouderen.

8.5.3 DE PROBLEMEN VOORBLIJVEN

Herkenning van de kwetsbaarheid van de oudere is een belangrijk punt bij het voorkomen van complicaties als gevolg van vermoeidheid. Bedrust vormt een risico, waarbij vooral de duur ervan bepalend is. Een dag op bed liggen, kan al te veel zijn, maar tien dagen is funest. Bedrust bij ouderen (die niet stervende zijn) moet dus als het even kan vermeden worden.

8.5.4 ZO VEEL MOGELIJK UIT BED KOMEN

Een oudere stimuleren om uit bed te komen, begint ermee hem op de bedrand te laten zitten, bungelend met de benen. Daarna volgen bijvoorbeeld naar het toilet gaan, aan tafel eten of bezoek ontvangen. Begeleid de oudere hierbij. Laat de oudere zich veilig en ondersteund voelen. Een op geschikte hoogte ingestelde rollator of looprekje is meestal geen overbodige luxe. Leg uit waarom het uit bed komen zo belangrijk is. Zet een stoel klaar, zodat de oudere kan gaan zitten als de vermoeidheid toeslaat. Leg in de stoel een uitgevouwen warme deken. Die deken kun dan je later eventueel om de oudere heen leggen zodat het temperatuurverschil met het bed niet te groot is.

> **Tip: prikkels**
> Bouw de tijd die de oudere uit bed is en de hoeveelheid prikkels langzaam op.
> Het gaat daarbij niet alleen om lichamelijke inspanning, maar vooral ook om psychische en sociale prikkels. 'Use it, or lose it' ('gebruik het of verlies het') geldt voor ouderen meer dan voor wie ook!

Meer lezen?

Dito JC, Stavast T, Zwart DE. Basiszorg, hoofdstuk 9: De zorg voor houding, beweging en mobiliteit. Basiswerk niveau 3. Houten: Bohn Stafleu van Loghum, 2008. ISBN 9789031349685. Over gevolgen van immobiliteit, zoals decubitus, contracturen en hoe ze te voorkomen.

Pijn, begrijp het goed

9.1 Inleiding

Wie pijn heeft, wil daar meestal snel weer vanaf. Pijn roept de naarste gevoelens op die mensen kunnen hebben. Pijn voel je niet alleen met het lichaam, maar ook met de geest. Denk er maar eens aan als je naar de tandarts moet en weet dat je iets pijnlijks staat te wachten. Pijn kan je angstig, somber of machteloos doen voelen. Pijn maakt onrustig, gespannen en verhoogt de stress. Naarmate mensen ouder worden neemt de kans op pijn toe. De cijfers liegen er niet om. Naar schatting 25 tot 50 procent van de thuiswonende ouderen heeft last van pijn. Voor ouderen die in verzorgingshuizen en verpleeghuizen wonen, kan dit oplopen tot 80 procent. Het gaat daarbij met name om chronische pijn. Dit is langdurige pijn veroorzaakt door meerdere chronische ziekten bij ouderen. Deze pijn heeft een direct gevolg op het dagelijks functioneren en daarmee komt de kwaliteit van leven behoorlijk onder druk te staan. Pijn kan ook plotseling ontstaan als gevolg van een chronische aandoening. Een voorbeeld daarvan is beschreven in onderstaande casus.

Mevrouw Jaworski is bang om te vallen
Mevrouw Jaworski woont in een verzorgingshuis in een klein dorp. Ze kan zich over het algemeen nog goed redden, maar is bij lange na niet meer zo fit als ze geweest is. Mevrouw Jaworski heeft last van duizeligheid. Dat is lastig, want daardoor is ze bang om te vallen. Bovendien heeft ze osteoporose (vermindering van de botdichtheid). Haar botten zijn hierdoor brozer dan vroeger. Twee keer in de week krijgt ze hulp bij het douchen.
Op een morgen, terwijl ze onder de douche staat, maakt mevrouw Jaworski een verkeerde beweging. Ze schreeuwt het uit van de pijn en kan zich bijna niet meer bewegen. De verzorgende die haar helpt, moet op de noodbel drukken om hulp te krijgen. Samen

met haar collega helpt ze mevrouw naar de kamer waar haar bed staat. Beide verzorgenden zijn onder de indruk van de hevigheid waarmee mevrouw Jaworski uitdrukking geeft van haar pijn. Als na een uur de pijn nog steeds niet is gezakt, wil mevrouw Jaworski dat de huisarts komt. Deze belooft diezelfde dag nog te komen en zegt dat ze nu twee tabletten paracetamol moet nemen. Later die dag constateert de arts dat mevrouw Jaworski een wervelinzakking (compressiefractuur) heeft opgelopen die een gevolg is van de osteoporose. Omdat de paracetamol onvoldoende helpt, schrijft hij een zwaardere pijnstiller voor. Ook adviseert hij een middel in te nemen om de osteoporose tegen te gaan. Aan een wervelinzakking is verder weinig te doen. De pijn zal op een gegeven moment af gaan nemen en mevrouw zal, als ze zich weer kan bewegen, waarschijnlijk wat krommer lopen dan voorheen.

9.2 Ouderen en pijn

Ouderen hebben meer risico op pijn dan jongeren en dat komt vooral door de chronische aandoeningen waar ouderen aan lijden. Uit onderzoek blijkt dat heel veel hulpverleners de pijn waaraan ouderen lijden niet goed herkennen of denken dat er toch niets meer aan te doen is. Daarom lijden er veel meer ouderen aan pijn dan nodig is. Naast het feit dat deze onbehandelde pijn voor de oudere een grote belasting is, kan het ook zijn dat de pijn de chronische ziekte nadelig beïnvloedt. Bovenstaande casus (zie paragraaf 9.1) is daarvoor illustratief en dan vooral vanuit het besef dat mevrouw Jaworski een gevorderd stadium van dementie heeft en daardoor niet meer kan herkennen of vertellen wat ze voelt. Ze zal waarschijnlijk onrustig worden, misschien ook wel agressief, slecht slapen en eten en vast ook een verhoogd risico op vallen hebben.
Dat hulpverleners pijn bij ouderen vaak minder goed herkennen, is om veel redenen goed te begrijpen. Wervelinzakkingen zoals in de casus beschreven leiden niet bij iedereen tot zo'n heftige pijn. Wat voor de één extreem pijnlijk is, is voor de ander slechts een zeurende pijn, terwijl een derde zegt er niets van te voelen. Dat wil niet zeggen dat de één een aansteller is en de ander niet.
Bij ouderen zijn de aanleidingen voor pijn zeer divers en als de oorzaak eenmaal bekend is, zijn de verschillen in pijnwaarneming onder hen groot. Bovendien kunnen niet alle ouderen precies vertellen waar ze last van hebben of ze beginnen er niet eens over.

9.3 Redenen om niet over pijn te beginnen

Het is dus belangrijk om pijn te signaleren, maar waarom zouden ouderen er niet zelf over beginnen? Veel jongeren kunnen zich daar weinig bij voorstellen, maar veel ouderen hebben het er niet graag over. Daar is een aantal redenen voor die vooral voor de oudere generatie kenmerkend zijn. 'Je zeurt niet over pijn' is er daar één van als teken van zwakte of angst om voor 'zeurkous' te worden versleten. Of: 'Ze hebben het al zo druk', waarmee de oudere aangeeft een ander niet met het pijnprobleem te willen opzadelen. Sommige ouderen zien op tegen de grote tabletten die mogelijk ingenomen moeten worden, hebben geen vertrouwen in medicijnen of zijn juist bang om eraan verslaafd te raken. Ook is er een groep die al zo gewend is aan de onverschilligheid van de omgeving ('Het kan niemand wat schelen'), dat het niet in hen opkomt om pijn aan te geven. Bovendien geldt dit ook voor de ouderen die al langere tijd geïsoleerd wonen en geen betrokken sociale contacten meer ontmoeten ('Wie wil het weten?').
Toch is er juist voor de kwetsbare groep ouderen op het gebied van pijn nog veel aan kwaliteit van leven te winnen!

Oorzaken van veelvoorkomende pijn bij ouderen

Weefselbeschadiging of -irritatie
Hierbij is sprake van acute pijn die op een gegeven moment weer voorbijgaat doordat de onderliggende oorzaak weggenomen of genezen is. Deze vorm van pijn ontstaat door een infectie of door blessures, bijvoorbeeld door vallen. Ook rugpijn door te lang in een verkeerde stoel te zitten (bijvoorbeeld in een transportrolstoel) of door langdurige bedrust is hiervan een voorbeeld. Andere voorbeelden zijn:
- wondpijn na een operatie;
- urologische pijn (blaasontsteking, pijn bij kathetergebruik);
- hoofdpijn (brillenglazen met een foute sterkte, bijwerking medicijnen);
- buikpijn (obstipatie).

Niet altijd is pijnstilling nodig, maar soms wel om de patiënt te ondersteunen om (voorzichtig) in beweging te kunnen blijven en/of ter vermindering van het ongemak.

Chronische pijn
Deze pijn ontstaat ook door weefselbeschadiging, maar gaat niet vanzelf over omdat de onderliggende oorzaak niet te verhelpen is; vaak gaat het dan om een chronische ziekte. Mogelijk is er ook sprake van in stand houdende factoren zoals stress of andere ziekten. Voorbeelden van chronische pijn zijn:
- artritis (ontsteking van de gewrichten, knie, elleboog, heup);
- artrose (reumatische pijn);
- rugpijn (bij osteoporose, wervelinzakking, hernia, stijfheid bij de ziekte van Parkinson);
- hoofdpijn (stress);
- ischemische pijn (verminderde doorbloeding, bijvoorbeeld in de onderste ledematen door slechte bloedvaten);
- pijn in de mond (achterstallig onderhoud van het gebit, stomatitis en blaasjes of plekjes door een slecht zittend gebit);
- buikpijn (spijsverteringsorganen, maagpijn, brandend maagzuur, bijwerkingen medicijnen).

Neuropathie
Neuropathie betekent letterlijk 'zenuwziekte' en ontstaat door beschadiging van de zenuwen waardoor een veranderd gevoel optreedt, dat vaak ook als pijn wordt ervaren. Ook kunnen een doof gevoel, tintelingen en branderigheid worden ervaren. Krachtsverlies kan een bijkomend gevolg zijn. Neuropathie kan door weefselbeschadiging (infectie) ontstaan, bijvoorbeeld ten gevolge van gordelroos. Neuropatische pijn bij diabetes (suikerziekte) ontstaat door verstoring van stofwisselingsprocessen.

Pijn bij kanker
Kanker en uitzaaiingen van kanker (prostaat, long, hersenen, darm, borst, pancreas, lever, blaas, bot, huid, et cetera) veroorzaken vaak erg veel pijn. Pijn bij kanker is een optelsom van acute en chronische pijn. Bij een kwart van de mensen die jaarlijks overlijden, is kanker de oorzaak. Goede pijnbestrijding bij kanker is een onmisbare factor bij het draaglijk houden van deze vaak agressieve ziekte.

Fantoompijn
Fantoompijn neemt een aparte plek in. Het is de pijn die ontstaat na een amputatie van een lichaamsdeel, vaak een arm of been. Terwijl er geen been (dus ook geen teen) meer is, kan iemand

toch 'knellende' pijn of jeuk aan de teen ervaren. Deze pijn ontstaat door een ontregelde prikkelverwerking in dat gedeelte van de hersenen waar de (pijn)signalen vanuit het toenmalige been terechtkwamen.

Verkeerde programmering van de pijnbeleving

Deze oorzaak vormt een aparte categorie. Als een timmerman die volop aan het werk is zich op de duim slaat, zal hij zich daar minder druk om maken dan wanneer dit bij een jongeman gebeurt die opgevoed is door ouders die bij elk pijntje in paniek raakten. Deze jongeman is opgegroeid met de gedachte dat pijn niet bij het leven hoort en reden is voor grote angst en bezorgdheid. Als hij dit gedrag in zijn leven niet afleert, zal dit tot in de ouderdom problemen en afwijkend gedrag blijven opleveren. De jongeman zal in zijn leven al vele dokters hebben bezocht en nog gaan bezoeken. Medicijnen tegen pijn helpen in dit geval niet, sterker nog: ze kunnen door de bijwerkingen meer kwaad dan goed doen. De oplossing moet eerder gezocht worden in cognitieve gedragstherapie door een psycholoog. Hiervoor moet de persoon om wie het gaat wel gemotiveerd zijn en leervermogen hebben. Als dit niet het geval is, kan een aangepaste benadering helpen. Ook hierbij kan bijvoorbeeld een psycholoog adviezen geven.

9.4 Wat is er aan pijn te doen?

9.4.1 MULTIDISCIPLINAIRE AANPAK VAN PIJN

Als de verzorgende het vermoeden heeft dat een oudere last heeft van pijn, zal dit vaak de eerste stap zijn in de zoektocht naar de oorzaak. Vervolgens zal de arts meekijken en beoordelen wat er moet gebeuren om de pijn adequaat te behandelen. De arts kent de ziektegeschiedenis van de oudere en weet of er al eerder sprake was van pijn of pijnmedicijnen. De pijn zal ook een onderwerp zijn om in het multidisciplinair overleg te bespreken.

Bij ouderen die de vraag of ze pijn ervaren niet kunnen beantwoorden, ben je op de eigen waarneming aangewezen.

9.5 Non-verbale pijnsignalen

Mogelijke aanwijzingen waaraan je kunt afleiden dat iemand pijn heeft (als diegene dit niet zelf kan vertellen), zijn weergegeven in tabel 9.1.

Tabel 9.1 Aanwijzingen die kunnen duiden op pijn en typische signalen die daarbij worden afgegeven.

Aanwijzing	Typische signalen
Moeite hebben om van houding te veranderen of zijn best doen om een pijnlijk lichaamsdeel te ontzien	Trekt met het been, loopt scheef of kan zichzelf in bed niet omdraaien
Proberen een pijnlijk lichaamsdeel te beschermen	Met de handen telkens over het voorhoofd wrijven, kan wijzen op hoofdpijn
Gezichtsuitdrukking en lichaamshouding	Gefronste wenkbrauwen, gespannen aangezichtsspieren, ogen dicht, mondhoeken naar beneden, opgetrokken neusvleugels en bovenlip, gebalde vuisten, gespannen spieren, opgetrokken schouders
Geluiden	Kreunen, kermen, huilen, luidruchtig ademhalen; 'Au', 'Aah'
Niet willen eten en drinken	
Slapeloosheid	Niet stil kunnen liggen, toenemende onrust, boosheid
Meer moeite hebben zichzelf te verzorgen	Toiletgang, wassen, kleden
Afnemende beweeglijkheid	Passief of actief verzet
Teruggetrokken gedrag	Niet mee willen doen met groepsactiviteiten, gezelschap afweren
Gedragsproblemen	Herhaaldelijk geluiden maken, roepen, huilen, met voorwerpen tikken, loopdrang terwijl er valgevaar is, agressie, actief verzet tegen noodzakelijke zorg, de verzorgende wegduwen, slaan, schoppen, knijpen, lakens vastgrijpen en niet los willen laten

De belangrijkste aanwijzingen uit tabel 9.1 zijn terug te vinden in de PACSLAC-D- en de REPOS-schalen. Dit zijn observatielijsten waarvan wetenschappelijk is aangetoond dat ze geschikt zijn voor het meten van pijn bij ouderen die verminderde mogelijkheden hebben om te communiceren (zie ook Websites aan het einde van dit hoofdstuk voor een link waar de REPOS te bestellen is).

Tip: omgaan met pijn

Er zijn grote persoonlijke verschillen en ook iemands culturele afkomst bepaalt mede de manier van uitdrukking geven aan en omgaan met pijn. Het kan daarom ook verstandig zijn om aan de naasten te vragen wat zij weten hoe de oudere uitdrukking geeft aan pijn en wat hun indruk is van de ernst van de pijn.

9.6 Medicijnen tegen pijn

De pijnladder in figuur 9.1 laat zien dat er verschillende stappen zijn die in een bepaalde volgorde gezet kunnen worden in de strijd tegen pijn. Deze pijnladder is met name van toepassing op volwassenen en houdt niet altijd rekening met de gevoeligheid voor medicijnen waar oudere volwassenen mee kampen.

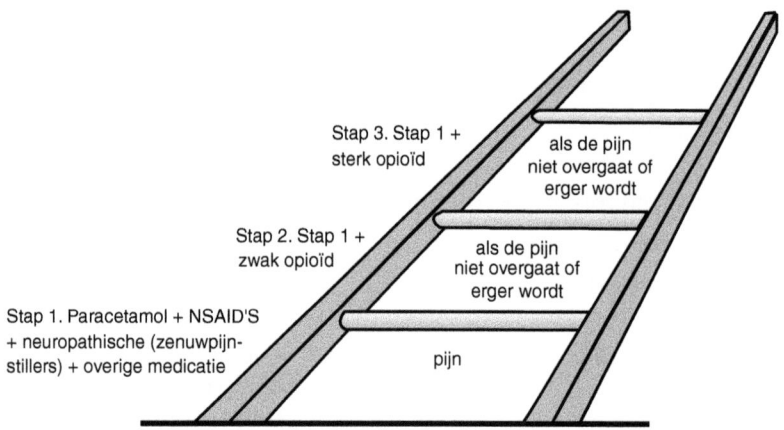

Figuur 9.1 WHO-pijnladder.

9.6.1 PARACETAMOL

Paracetamol is de pijnstiller (stofnaam en merknaam zijn gelijk) die de arts het vaakst voorschrijft aan ouderen met pijn. Het is een effectief middel dat meestal zonder al te veel bezwaren door ouderen wordt verdragen, met een maximum van 4 gram op een dag (8 tabletten van 500 mg). Voor ouderen die de tabletten niet goed weg krijgen, kunnen ze worden opgelost. De smaak is niet best, maar er zijn ook (duurdere) oplostabletten met een toegevoegde smaakstof. Ook bestaan ze in de vorm van zetpillen. Paracetamol is gewoon bij de drogist verkrijgbaar, maar als het om langdurige pijn gaat, is het altijd verstandig om even contact op te nemen met de arts.

Veelvuldig en langdurig paracetamolgebruik kan tot nadelige bijwerkingen leiden die juist ook weer pijn in de hand kunnen werken. Paracetamol heeft tevens een koortsverlagende werking.

9.6.2 ONTSTEKINGSREMMERS

Ontstekingsremmers zijn middelen die vaak bij reumatische aandoeningen worden gebruikt. Ze worden in de medische wereld NSAID's ('non-steroidal anti-inflammatory drugs') genoemd. Geneesmiddelnamen zijn ibuprofen (Brufen), diclofenac (Voltaren) en naproxen (Naprosyne). Deze middelen hebben ook een ontstekingsremmende werking en onderdrukken de pijn iets sterker dan paracetamol, maar pas op! Ouderen lopen met deze middelen veel risico op ernstige bijwerkingen. Omdat deze ontstekingsremmers de beschermende laag in de maag aantasten kunnen maagpijn en misselijkheid ontstaan. Ook kan er (door vermindering van de doorbloeding van de nieren) nierbeschadiging optreden. Doordat de nieren dan moeilijker de schadelijke stoffen kunnen filteren, blijven er stoffen in het lichaam achter die indirect onrust, sufheid en depressie kunnen veroorzaken. Maar dat is nog niet alles. Deze middelen kunnen het beenmerg beschadigen, waardoor de productie van de witte bloedlichaampjes van slag raakt. Ook de combinatie met andere medicijnen en ontstekingsremmers kan gevaarlijk zijn. Zo is bekend dat ontstekingsremmers de werking van plasmiddelen verminderen en juist de werking van bloedverdunners vergroten.

Roken en alcoholgebruik vergroten het risico op bijwerkingen.

Als de oudere echt niet zonder deze middelen kan, dan is regelmatig bloedonderzoek nodig om het ontstaan van eventuele gevaarlijke nevenwerkingen te kunnen bijhouden.

9.6.3 OPIATEN

Opiaten hebben een sterke pijnstillende werking en kunnen op diverse manier worden toegediend, opgeplakt en ingenomen. Voorbeelden zijn morfinesulfaat (MS-Contin) of fentanylpleisters (Durogesic). Tramadol (Tramal) is een zwak opiaat dat ook gebruikt kan worden bij zenuw- ofwel neuropathische pijn.

Opiaten zijn verslavend. Dat wil zeggen dat zowel het lichaam als de geest went aan de dosering en er steeds meer nodig is om de gewenste werking te verkrijgen. De arts zal deze middelen zo voorschrijven dat de gevolgen van gewenning beperkt blijven en alleen dan als andere middelen niet afdoende helpen. Ook zal de arts de medicijnen op tijd afbouwen op het moment dat de onderliggende oorzaak succesvol is behandeld.

Bijwerkingen van opiaten zijn er ook. Misselijkheid en braken, obstipatie en verwardheid komen voor. Vooral dit laatste – verwardheid die lijkt op een delier (onrust, hallucinaties) – kan een reden zijn om de morfine weer te stoppen. Ook blaasretentie (zie hoofdstuk 4) kan een vervelende bijwerking zijn, zeker als dit niet tijdig wordt opgemerkt. Ouderen met longziekten en ademhalingsproblemen kunnen beter geen morfine gebruiken, omdat morfine dempend werkt op de ademhaling en het lichaam daardoor te weinig zuurstof krijgt.

9.6.4 ANTIDEPRESSIVA

Tot slot zijn er ook nog middelen die 'onverschillig maken' tegen de pijn. Sommige antidepressiva hebben deze werking en worden dan ook wel eens als 'pijnstiller' voorgeschreven. Enkelen namen hiervan zijn nortriptyline (Nortrilen) en clomipramine (Anafranil).

Voor alle pijnmedicijnen geldt dat ouderen ze niet langer dan nodig moeten slikken. Dus als het vermoeden bestaat dat de pijn vermindert, dan is het goed om dat door te geven aan de arts. Ook antidepressiva moeten langzaam worden afgebouwd.

Speciale pijnpoli's in algemene ziekenhuizen hebben voor complexe pijn nog meer interventiemogelijkheden. De arts kan hier naar verwijzen, maar zal er wel op moeten blijven letten dat de interventies die worden voorgesteld ook werkelijk toepasbaar zijn voor de oudere. Dit vanwege het feit dat ouderen anders op met name de medicijnen reageren terwijl er niet volledig van uitgegaan mag worden dat alle artsen hiervan op de hoogte zijn.

9.7 Niet-medische interventies

9.7.1 FIT BLIJVEN

Behoud van functionaliteit kan een belangrijke doelstelling zijn bij de bestrijding van pijn. Dat klinkt misschien gek, want bewegen kan pijn doen. Niet bewegen zorgt vaak echter voor nog meer pijn. Dat komt doordat de endorfinen die het lichaam zelf aanmaakt, niet meer vrijkomen en de spier- en botmassa (dit afbraakproces kan ook pijnlijk aanvoelen) afbreken. Bovendien neemt de spierkracht aanzienlijk af. Niet meer bewegen heeft ook weer vervelende gevolgen voor hart en bloedvaten en werkt in de hand dat het lichaam moe is waardoor slapeloosheid kan optreden. Zo veel mogelijk blijven bewegen dus, tenzij de arts dit niet verstandig vindt. Fysiotherapeuten kunnen hierbij met advies en oefenprogramma's behulpzaam zijn terwijl ergotherapeuten hulpmiddelen kunnen voorstellen die pijn helpen voorkomen.

9.7.2 SLIMME INDELING VAN DE DAG

Het is de kunst om de dag zo in te delen dat er genoeg energie over is voor de leukste en belangrijkste dingen. De eetmomenten bijvoorbeeld of de momenten dat er bezoek komt.

Als de oudere niet zonder pijnmedicijnen kan moeten ze op de meest gunstige momenten van de dag worden gepland om in te nemen. Een halfuur voor de ochtendstart bijvoorbeeld. De medicijnen hebben dan gelegenheid om tot hun werking te komen. Ouderen hebben namelijk vaak vooral pijn bij het opstaan. De spieren zijn dan nog stijf en weinig beweeglijk. De pijn neemt toe als de spieren afkoelen (door onder de dekens vandaan te komen) en met water wassen brengt ook temperatuurverschil met zich mee. Tijdens het wassen en aankleden is wel beweeglijkheid nodig. De morgen begint immers met zorgen als deze start met pijn. Dat kan voorkomen worden door al vroeg pijnstillers in te nemen. Op eenzelfde manier helpen pijnstillers voor het slapengaan bij het succesvol inslapen.

9.7.3 LEUKE DINGEN BLIJVEN DOEN EN STRESS VOORKOMEN

Grote temperatuurverschillen, omgevingslawaai, slechte sfeer in de omgeving; dit soort dingen werken stress in de hand en verergeren de pijn. Ontspanning en plezier maken zorgen ervoor dat mensen minder last hebben van de pijn. De leuke gebeurtenissen leiden letterlijk van de pijn af. Datzelfde gebeurt als je naar je iPod luistert terwijl je op de bus staat te wachten en naast je stratenmakers het trottoir met zo'n lawaaierige aanstampmachine bewerken. Als je naar een favoriet muzieknummer luistert, kun je het omgevingsgeluid makkelijker wegfilteren dan wanneer er een liedje opstaat waar je al op uitgekeken bent. Zo werkt dat nu eenmaal.

9.7.4 HELPEN ONTSPANNEN

Vaak kunnen mensen uit de omgeving de oudere met pijn helpen ontspannen. Ademhalingsoefeningen, massage met lekker ruikende olie, voetenbadjes, cold- of hotpacks maken... Er zijn 'packs' gevuld met modder in de handel, die de warmte nog langer vasthouden. Ook de warme paraffinepakkingen die de fysiotherapeut vaak toepast, hebben deze werking. Ontspannen dus, heilzaam voor lichaam en psyche, met liefde en aandacht als extra versterkend ingrediënt.

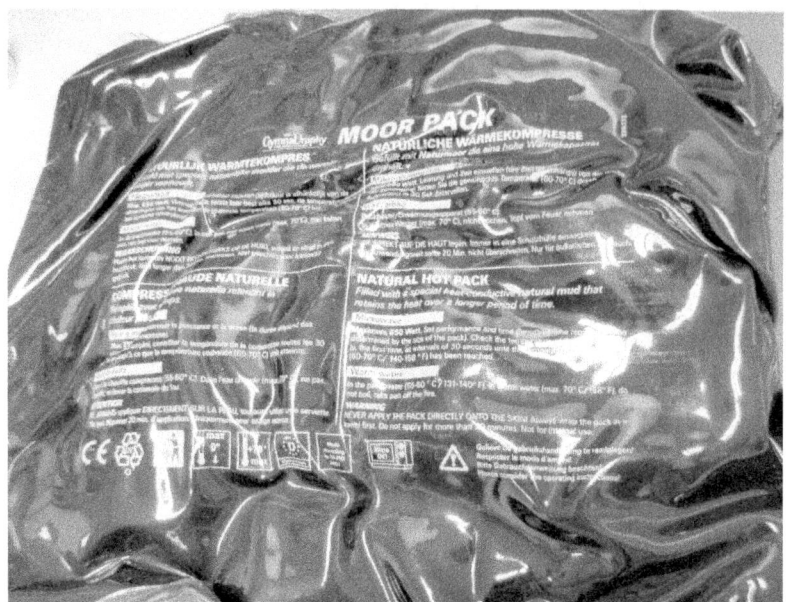

Figuur 9.2 Pijnverlichting door warmtetoediening.

9.7.5 ACCEPTATIE

Pijn zorgt vaak voor intense gevoelens van bijvoorbeeld verdriet en onmacht. Wie niet uitkijkt, raakt hierdoor verbitterd en moeilijk in de omgang. Het gevolg daarvan kan zijn dat de oudere voor zichzelf en de ander het leven lastiger maakt dan het al is. Het risico dat de oudere er dan helemaal alleen voor komt te staan, is zeker aanwezig. Omgaan met negatieve gevoelens betekent dat ze eerst geaccepteerd moeten worden. Dat is een hele klus en alleen de oudere zelf kan het besluit nemen ermee aan de slag te gaan. Het zeggen van 'Accepteer de pijn nou maar' kan ook averechts werken. Acceptatie is echt een proces dat elk mens op zijn eigen manier volgt.

Pijn verwerken is ook rouwen. Rouwen om het verlies van een leven zonder pijn, een leven dat nooit meer wordt zoals het was. En rouwen is iets waar juist de oudere om veel andere redenen al mee bezig is. Ook hierbij kan weer een liefdevolle benadering met respect voor het tempo van acceptatie heel heilzaam werken. Een oudere die merkt dat de ander ziet waar hij doorheen moet, voelt zich bij het bewandelen van de moeilijke weg van de acceptatie veel minder eenzaam.

Meer lezen?

Beelen A van. Pijn beter meten. Bijzijn 2008;3(7):31-3.
Beelen A van. Pijn is een slecht begrepen symptoom, interview met prof. dr. Rianne de Wit. Verpleegkunde Nieuws 2005;17:26.
Dito JC, Stavast T, Zwart DE. Basiszorg, hoofdstuk 16. Basiswerk niveau 3. Paragrafen 16.1-16.3: omgaan met specifieke zorg en begeleidingssituaties. Houten: Bohn Stafleu van Loghum, 2008. ISBN 9789031349685. Hierin staat beschreven welke vormen van pijn er zijn, hoe je gegevens over pijn kunt verzamelen en hoe de pijn bestreden kan worden.
Maseland A. Meer weten, beter meten, misvattingen over pijn bij dementerenden. Nursing 2007;november:14-5.

Websites

www.kenhunpijn.nl. Ook van het Erasmus Medisch Centrum Rotterdam, maar dan toegespitst op mensen die hun pijn zelf niet kunnen aangeven. Op deze site ook een link om een (gratis) instructie-cd aan te vragen over de REPOS-schaal (Rotterdam Elderly Pain Observation Scale).
www.kenuwpijn.nl. Deze site van het Erasmus Medisch Centrum Rotterdam geeft informatie over pijn.
www.pijn.com. Een site met informatie over pijn van het Pijn Kennis Centrum van het academisch ziekenhuis Maastricht. Zowel voor patiënten als voor hulpverleners. Ook als het gaat om palliatieve pijnbestrijding.
www.pijnplatform.nl. Deze website is gemaakt door vertegenwoordigers van beroepsgroepen en patiëntenorganisaties, wetenschappelijke en maatschappelijke instellingen die te maken hebben met (de behandeling en omgang met) pijn.

Delier, hoe de psyche ontspoort

10.1 Inleiding

Lichamelijke factoren hebben invloed op de psyche. Daar kent iedereen uit eigen ervaring wel voorbeelden van. Bedenk maar eens hoe prikkelbaar je kunt zijn als je niet lekker bent. Bijvoorbeeld bij een flinke griep en koorts en met een beetje pech ook verstopte voorhoofdholtens. Je neemt de wereld dan toch heel anders waar dan wanneer je je fit en gezond voelt. Of stel je juist de uitgelatenheid en ontremming voor die ontstaan na inname van alcohol of drugs. Velen kennen deze gevoelens uit eigen ervaring of hebben ze bij anderen gezien.
Deze gewaarwordingen hebben overeenkomst met de symptomen bij een delier, doordat ze op eenzelfde manier ontstaan. Ze gaan namelijk altijd samen met een verstoring ergens in het lichaam, door een ziekte of door iets wat ingenomen of toegediend is.
Zoals een trein kan ontsporen als er iets op de rails ligt, zo ontspoort de psyche bij een delier door een lichamelijk probleem. Dat probleem ontstaat vaak acuut en meestal onverwacht. De symptomen wisselen dan ook in ernst. Van de psychische functies zijn het vooral het bewustzijn en de aandacht die het af laten weten, terwijl er regelmatig ook geheugenproblemen zijn. Vandaar ook dat een delier nogal eens voor dementie wordt aangezien.

Een delier komt vaak voor. Tussen de 10 en 40 procent van de oudere 70-plussers krijgt vroeg of laat met een delier te maken. Onderzoek wijst uit dat de meerderheid van de in een ziekenhuis opgenomen ouderen tijdens de opname delirante verschijnselen krijgt. Het is dus een vaak voorkomende complicatie in het ziekenhuis.
Een onbehandeld delier versterkt en verlengt niet alleen onnodig het lijden van de oudere, het kan door de onderliggende lichamelijke ziekte ook nog eens dodelijk zijn.

Bij tijdige onderkenning van het risico op een delier kan dit ziektebeeld in veel gevallen veel minder gecompliceerd verlopen of zelfs worden voorkomen.
Bij een delier is dus kennis van zaken nodig.

> **Mevrouw Wolters ziet spinnen**
> Mevrouw Wolters is 88 jaar en woont met haar man in een verzorgingshuis. Het is een warme zomer. Op een nacht wordt meneer Wolters wakker. Zijn vrouw lijkt hardop te dromen, terwijl ze wakker is. Ze is onrustig en wil dat hij de spinnen gaat vangen die hij niet ziet. Zijn vrouw plukt aan het laken en reageert niet als haar man haar aanspreekt. Het gaat niet over. Wanneer het licht begint te worden, houdt meneer Wolters het niet langer. Hij vraagt de verzorgende of zij de huisartsenpost wil bellen.
> Als de arts arriveert, heeft ze aan een kort onderzoek genoeg om een ambulance te bellen. Ze laat mevrouw Wolters opnemen in het ziekenhuis vanwege het vermoeden van een delier bij uitdroging. Als meneer Wolters samen met zijn dochter op de spoedeisende hulpafdeling arriveert, heeft zijn vrouw een infuus en zal ze worden opgenomen op de afdeling Geriatrie.
> Terwijl het infuus loopt, begrijpt mevrouw Wolters niet waar ze is. Ze snapt niet wat die slang in haar arm doet, het maakt haar boos. Ze probeert het verband weg te trekken en juist als ze ook de infuusnaald uit haar arm wil trekken komt de verpleegkundige binnen.
> De verpleegkundige legt uit wie ze is en vertelt dat mevrouw Wolters in het ziekenhuis ligt. Dat het ochtend is en dat het infuus dient omdat ze vocht nodig heeft. Rustig legt ze uit dat de verwardheid die mevrouw Wolters voelt weer overgaat, juist door dit vocht. De eerste dag slaapt mevrouw Wolters veel en weet ze als ze wakker is niet waar ze is. Af en toe ziet ze nog spinnen. De tweede dag kan ze onthouden dat ze in het ziekenhuis is en lukt het weer om uit bed komen. De derde dag herkent haar man haar alweer bijna als de oude.

10.2 Hoe ontstaat een delier?

Een delier ontstaat dus door een lichamelijke aandoening. De gevoeligheid voor een delier verschilt van persoon tot persoon. Verschillende factoren kunnen het ontstaan van een delier vergroten (zie het volgende kader).

Factoren die het risico op een delier vergroten
- infectie;
- pijn;
- stress;
- uitdroging;
- verminderde werking van de zintuigen;
- verblijf op de intensive care;
- laag zuurstofgehalte in het bloed;
- narcose en medicijnen die op de hersenen werken;
- eerder doorgemaakt delier;
- ziekten of aandoeningen die het lichaam ontregelen;
- operatieve ingrepen;
- stervensproces;
- problemen met de uitscheiding;
- medicijnvergiftiging en gebruik of plotseling stoppen van middelen;
- hoe ouder, hoe meer risico.

Meestal is er niet één factor, maar een combinatie van factoren die een oudere verhoogd kwetsbaar maakt om een delier te krijgen. Hoe meer omstandigheden, hoe complexer. En hoe complexer, hoe ernstiger een delier kan verlopen en hoe langduriger het kan zijn.
Vroegtijdige herkenning begint bij de inventarisatie van de risicovolle omstandigheden en, zoals eerder opgemerkt, hoe eerder de behandeling kan starten hoe sneller de kans op snel herstel.

10.3   Kenmerken van een delier

1 *Een delier ontstaat vrij plotseling*
  Denk daarbij aan uren of dagen. Een andere benaming voor delier is dan ook acute verwardheid.
2 *Desoriëntatie en trage informatieverwerking*

Ouderen die aan een delier lijden, kunnen de aandacht moeilijk vasthouden en dwalen vaak af. Behalve de trage informatieverwerking schiet ook de controle over het opnemen van indrukken te kort. Desoriëntatie die ook vaak voorkomt, kan op drie verschillende gebieden ontstaan. Ouderen weten dan niet meer wie ze zijn, op welke plaats men zich bevindt en welk tijdstip (op de dag, in het jaar) het is.

1 *Waarnemingsstoornissen, bijvoorbeeld insecten, ratten en muizen*
Waarnemingsstoornissen ontstaan vaak in de vorm van een hallucinatie, zoals het zien van beestjes op het plafond of mieren in de thee. Het zien van kruipende beesten (insecten, muizen, ratten) komt vaak voor bij een delier (figuur 10.1). Ook als delirante ouderen geen echte hallucinaties hebben, kunnen zij de waarnemingen vaak niet goed uitleggen. Dit kan leiden tot hardnekkige misvattingen die lastig te beïnvloeden zijn. Zo kan de oudere ervan overtuigd zijn dat de vlekken op de vloer weggepoetst moeten worden. Vaak gaan deze kenmerken gepaard met onrust, opwinding en juist een verhoogde opmerkzaamheid. Dat neemt toe op het moment dat hetgeen de oudere wil doen, zoals het weg willen van de plaats waar hij of zij zich bevindt, niet lukt.

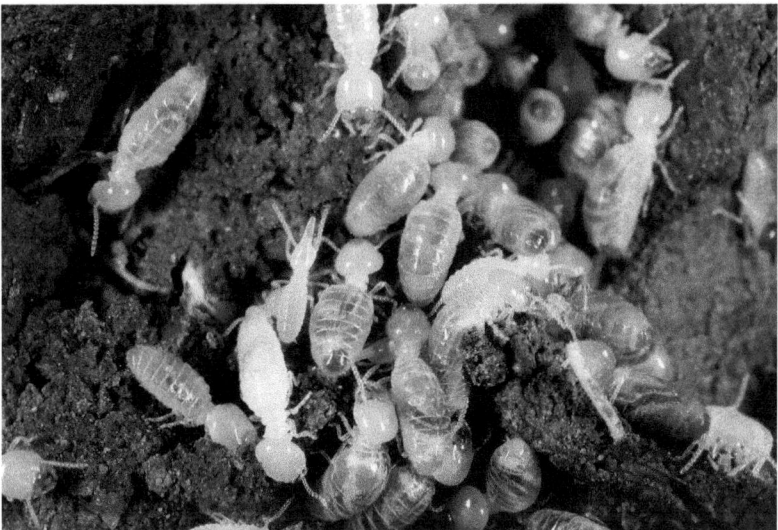

Figuur 10.1 *Visuele hallucinaties bij een delier.*

10.4 Soorten delier en duur

Stil delier

Bij deze vorm, ook wel 'hypoactief' delier genoemd, zie je vooral apathie, een vlakke stemming en somberheid. Ook kunnen ouderen zo'n laag bewustzijn hebben dat ze om de zoveel tijd even 'wegzakken'. Ze lijken te slapen, maar het gaat dan om een verder verlaagd bewustzijn dat zich kan verdiepen tot tegen het comateuze aan. De oudere ziet bleek, ademt oppervlakkiger, de hartslag is langzamer dan normaal en de bloeddruk is lager. De oudere spreekt traag, maakt zinnen niet af, zit stil in de stoel en beweegt nauwelijks. Een verschijningsvorm die nogal eens over het hoofd wordt gezien.

Overactief delier

Bij deze 'hyperactieve' variant is van het omgekeerde sprake. Hierbij komen vooral angst, radeloosheid, agitatie en geprikkeldheid voor. Het lukt de oudere dan juist niet om te slapen. De oudere met deze vorm maakt vaak plukkende bewegingen. Gewoon in de lucht of aan spullen die zich in de buurt bevinden, zoals beddengoed, katheters of de infuusslang. De oudere voelt zich regelmatig opgejaagd, angstig en schrikachtig en probeert vaak om weg te komen. Deze vorm verergert in de loop van de avond en houdt vaak aan tot het begin van de morgen. Bij deze variant heeft de oudere vaak blossen op de wangen, een snelle hartslag (hoge pols) en ademhaling. Bij daglicht zie je verwijde pupillen en de oudere transpireert meer dan normaal.

Duur

Bij een ongecompliceerd delier duurt het (bij een effectieve behandeling) een paar dagen, gemiddeld vijf en maximaal zeven dagen, totdat de meeste symptomen zijn verdwenen. Er zijn ook omstandigheden waarin een delier langer aanhoudt. Meestal is er dan sprake van meerdere aandoeningen tegelijkertijd. Bij veel vormen van een delier duurt het ten minste drie maanden voordat ook de laatste symptomen zijn verdwenen.

Als het vermoeden bestaat dat de oudere ook aan een vorm van dementie lijdt, dan kan er dus pas drie maanden na het optreden van de eerste symptomen van het delier (ook bij de lichtere vormen!) een betrouwbare diagnose worden gesteld.

10.5 Verwarring delier en dementie

Vooral de waarnemingsstoornissen, de desoriëntatie en de veranderde cognitieve vermogens leiden bij de omgeving (ook bij werkers in de gezondheidszorg!) regelmatig tot het misverstand van doen te hebben met dementie. Er is alleen een groot verschil in de oorzaak van het delier en de dementie.

Het is erg belangrijk dat een arts de juiste diagnose delier zo snel mogelijk kan stellen, vooral omdat dan de zoektocht naar de lichamelijke oorzaak kan beginnen. Bij complexe vormen zal dit overigens wat langer duren omdat meerdere oorzaken in overweging moeten worden genomen. Als de behandeling die hier uiteindelijk op volgt aanslaat, dan zal het delier zoals eerder vermeld snel opklaren.

Tabel 10.1 Verschil tussen delier en dementie. Naar: Garenfeld, Hazelhof, Verdonschot. Dementie en psychiatrie in woord en beeld.

	Delier	Dementie
Bewustzijn	sterk wisselend, verlaagd	helder
Aandacht	gestoord	soms gestoord
Hallucinaties	vaak	zelden
Dag-nachtritme	vaak gestoord	soms gestoord
Ontstaan	acuut/snel	geleidelijk
Beloop	grillig, snel wisselend, in principe te genezen	evenwichtiger, ongeneeslijk
Duur	dagen, soms weken, maximaal drie maanden	jaren

10.6 Vaststellen van een delier: hulpmiddelen

Een eenvoudig hulpmiddel bij het herkennen van een delier is het ABC-ezelsbruggetje in onderstaand kader.

ABC

A Acuut ander gedrag
Verwardheid, hallucinaties, onrust

B Bewustzijnsverandering
Verlaagd of juist superalert, stoornis in concentratie en aandacht

C Cognitieve stoornissen
Stoornis in het begrijpen en onthouden, desoriëntatie in tijd, plaats en persoon

Er zijn ook fijngevoeligere observatielijsten. Een door verpleegkundigen veelgebruikte observatielijst is de Delier Observatie (Screening) Schaal (DOS). Deze DOS (ook wel DOSS genoemd) is te vinden op enkele websites zoals vermeld aan het eind van dit hoofdstuk.

10.7 Wat is er aan te doen?

10.7.1 ARTS WAARSCHUWEN

Bij herkenning van een delier moet de arts meteen worden gewaarschuwd. Een snelle effectieve behandeling biedt de meeste kans op restloos herstel. Als een ziekenhuisopname nodig is, kan het best gekozen worden voor afdelingen Geriatrie van algemene of academische ziekenhuizen. Deze afdelingen zijn speciaal gericht op de behoeften van ouderen en het personeel heeft de kennis en ervaring om de opname zo snel en zo min mogelijk belastend te laten verlopen.

De taak van de arts is erop gericht om de lichamelijke oorzaak op te sporen en te behandelen. Daarnaast is het belangrijk de lichamelijke conditie op peil te houden, zodat complicaties zo veel mogelijk voorkomen kunnen worden. Denk daarbij aan voldoende vochtinname. Als koorts optreedt, dient deze te worden verlicht en bestreden. Verder is het van belang een volle blaas te (helpen) legen, de medicatie aan te passen en al het andere dat nodig is om het lichaam te laten herstellen van alles wat het delier zou kunnen onderhouden.

10.7.2 MEDICIJNEN

Als de oudere hallucineert, zal de arts in veel gevallen een antipsychotisch (waarnemingsstoornissen worden tot de 'psychosen' gerekend) medicijn voorschrijven. Dat zal het waarnemen van bijvoorbeeld spinnen, mieren, ratten, muizen of vlekken verminderen en het middel kan de oudere tevens helpen om zich te ontspannen. Bij angst kan de arts ook een angstwerend middel voorschrijven. Medicatie moet erg zorgvuldig en op maat worden voorgeschreven en toegediend. Deze medicijnen werken niet altijd meteen. In geen geval mogen ze zonder tussenkomst van een arts worden toegediend, ook al is de onrust nog zo groot. Het is ook belangrijk om een voorgeschreven dosering niet te overschrijden. Kalmerende medicijnen of antipsychotica hebben bijwerkingen die het delier juist ook kunnen verergeren. Bovendien kunnen ze schadelijk zijn ten aanzien van andere aandoeningen waaraan de oudere lijdt. Als de oudere geen tabletten wil innemen, overleg dan met de arts welke alternatieven er zijn. Sommige middelen kun je bijvoorbeeld ook in druppelvorm geven.

Pijnbestrijding is erg belangrijk bij een delier. Pijnstillers kunnen beter te vroeg dan te laat gegeven worden.

10.7.3 PRIKKELVERWERKING EN ORIËNTATIE

Bij een delier is het belangrijk de hoeveelheid prikkels af te stemmen op datgene wat de oudere aankan. Dit omdat ouderen met delier juist moeite hebben om prikkels te verwerken. Het is van belang een balans te vinden tussen enerzijds niet te veel en anderzijds niet te weinig prikkels. Een drukke zaal met veel mensen, de tv of radio die aanstaat, veel verschillende verzorgenden, onrustig (en druk pratend) bezoek en piepende medische apparatuur (IC) zijn allemaal omstandigheden die als het even kan vermeden moeten worden.

Probeer zelf je gedrag aan te passen aan de situatie. Zeker als je het druk hebt is dit van belang. Denk bijvoorbeeld aan het dichtdoen van deuren, schuiven met nachtkastjes en neerzetten van waskommen. Probeer dit zachtjes en beheerst te doen. Bedenk dat harde geluiden bedreigend kunnen overkomen. Help ook je collega's hieraan herinneren.

10.7.4 UITLEG EN OPTIMALE OMGEVINGSFACTOREN

Behalve de oudere zelf informeer je vooral ook de familie. Leg uit wat een delier inhoudt en wat bij een delier belangrijk is. Vertel daarbij wat het bezoek kan doen om de oudere te steunen.

Zorg verder voor een rustige, opgeruimde kamer. Soms is een eenpersoonskamer beter, maar niet altijd. Als het delier door onderprikkeling in de hand wordt gewerkt, kan een tweepersoonskamer beter zijn, maar het effect daarvan hangt natuurlijk ook van de kamergenoot af. Bovendien kan een plotselinge verhuizing van de bekende meerpersoons- naar een eenpersoonskamer het delier juist ook weer verergeren. Creatief afwegen van de voor- en nadelen is een eigenschap die de meeste verzorgenden wel is toevertrouwd.

Beperk tv en radio. Kies liever voor rustgevende achtergrondmuziek als je merkt dat dit effect heeft.

10.7.5 COMFORT EN HERKENNING

Zorg voor een vaste herkenbare dagindeling, prettige en bekende spullen, zoals foto's, sprei, een vertrouwde geur (aftershave, parfum). Bevorder ook de mogelijkheden voor oriëntatie. Denk aan klok en kalender en doe een naambadge op met je functie. Stel je ook altijd voor met je naam en functie en laat weten wat je komt doen (figuur 10.2).

10.7.6 DAGELIJKSE DINGEN, GOEDE BASISZORG

Het is belangrijk dat de dagelijkse dingen doorgang vinden zodra dit mogelijk is. Het gaat daarbij vooral om uit bed komen, bewegen, eten en drinken, de toiletgang en zelfverzorging. Het bieden van comfort en je aanpassen aan het tempo en de hoeveelheid prikkels die de oudere aankan, zijn daarbij belangrijk. Douchen kan bijvoorbeeld al snel te veel zintuiglijke prikkels geven, zodat gewoon wassen vaak beter kan gebeuren. Las een pauze in als je merkt dat het te veel wordt, stel geen eisen, bouw het contact dan geleidelijk af (ga niet abrupt weg!) en probeer het later nog eens. Controleer of de oudere zijn bril en

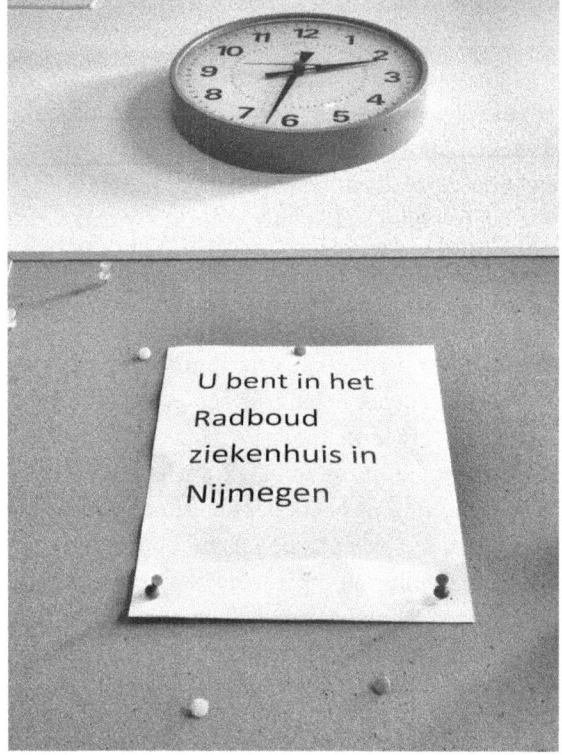

Figuur 10.2 Oriëntatiepunten zoals een kalender, klok en duidelijke naambadge zijn steunpilaren bij een delier.

hoorapparaat (werken de batterijen nog?) wel draagt, want dit is nu extra belangrijk.
Als het lukt om het dag-nachtritme te handhaven, is er al veel gewonnen. Overdag voldoende (dag)licht en beweging en een nachtlampje (ter oriëntatie) zijn hierbij zeker behulpzaam.

10.7.7 BENADERING

Wees duidelijk in je benadering. Spreek rustig en op vriendelijke toon. Maak je zinnen niet te lang en vermijd het stellen van ingewikkelde vragen. Het beantwoorden van vragen kan moeilijk zijn voor de oudere, omdat nadenken en redeneren nu niet zo makkelijk gaan. Dit confronteert hen met hun eigen onvermogen en wekt frustraties in de hand.
Introduceer jezelf steeds opnieuw als dit nodig is. Noem de naam van de oudere ook bij elke passende gelegenheid en vertel dan wat er aan de hand is. Dat hij of zij aan verwardheid lijdt en dat dit komt door iets lichamelijks. Maar ook dat het weer over gaat. En dat het wel belang-

rijk is om de dagelijkse dingen te blijven doen en dat jij hierbij behulpzaam wilt zijn.

Laat merken dat je je best doet de gevoelens van de oudere te begrijpen. Realiseer je dat als er sprake is van heftige emoties bij de oudere dit vaak te maken heeft met gevoelens van onveiligheid. De oudere kan zich bedreigd voelen door iets waar moeilijk vat op te krijgen is. Dit komt doordat de prikkels die er op de oudere afkomen nu moeilijker te verwerken zijn. Mogelijk dat ook achterdocht en hallucinaties een rol spelen. Er zal zeker niet altijd sprake van agressie zijn, maar als het wel optreedt is het meestal een reactie van de oudere om zichzelf te beschermen. Veel hangt op zo'n moment af van de mogelijkheid die de verzorgende heeft om de oudere gerust te stellen.

Veel geriatrische patiënten herinneren zich achteraf flarden van angstige gevoelens en beschrijven dat als de ergste nachtmerrie die hen ooit is overkomen. Aan deze herinnering is vaak ook de bejegening door het verzorgend en verplegend personeel gekoppeld. Een vooral liefdevolle, duidelijke en rustige verzorging werkt op de oudere als 'balsem voor de ziel', een ervaring die veel indruk kan maken en niet zelden het leven van de oudere verandert.

10.7.8 MAATREGELEN BIJ HALLUCINATIES, ONRUST EN AGRESSIE

Ontken de waarneming van de oudere niet, maar bevestig deze ook niet. Wees er wel duidelijk over dat je niet herkent wat de oudere ziet, maar zorg daarbij dat er geen conflict ontstaat. Dat doe je door de onderliggende boodschap te begrijpen en dit te laten blijken. Bijvoorbeeld door te zeggen: 'Ik zie hoe geïrriteerd u zich voelt, ik wil mijn uiterste best doen om u te helpen.'

Zorg ervoor dat je meent wat je zegt en dat je lichaamstaal daarmee niet in tegenspraak is. Vaak komen bij een delier oude trauma's boven. Oorlogservaringen bijvoorbeeld, of nare ervaringen uit de kindertijd. Dierbare personen, zoals de partner of de kinderen, zijn vaak sneller in staat de oudere te kalmeren. Dit kan op afstand, door middel van een telefoongesprek, maar denk ook aan de mogelijkheid van 'rooming-in', wat betekent dat de familie blijft slapen. Als het lukt om de oudere te helpen ontspannen, is de kans op een ongecompliceerd verloop groter.

Agressie kun je af laten nemen door je eigen gedrag aan te passen. Benader de oudere vanaf de voorzijde. Spreek en beweeg rustig, houd afstand en doe alsof je alle tijd van de wereld hebt om mee te helpen het probleem op te lossen. In de meeste gevallen werken deze maatregelen, maar het is zeker niet gemakkelijk of zomaar vanaf papier te leren. Voor succesvolle omgang met agressie zijn ervaring en teamwork nodig.

10.7.9 GESPREK ACHTERAF

Ouderen die delirant zijn geweest, maar ook hun naasten hebben vaak veel vragen. Dat komt doordat de ouderen zich van deze periode slechts vlagen herinneren en zich mogelijk ook ervoor schamen. Het kan heel heilzaam zijn hierop met de betrokkenen (arts, familie, verzorgenden) op terug te kijken. Dit is er vooral op gericht dat de oudere kan begrijpen wat er aan de hand is geweest, wat er is gebeurd, zeker als er ook sprake is geweest van fixatie. Ouderen die weten dat een delier iets anders is dan dementie, zullen vaak opgelucht zijn.

Ook geldt dat ouderen die weten dat ze een verhoogd risico op een delier lopen, hier rekening mee kunnen houden. Bijvoorbeeld door bij onvermijdelijke operaties de arts van tevoren te waarschuwen of situaties te vermijden waardoor het risico op een delier groter wordt.

Meer lezen?

CBO-richtlijn Delirium. Kwaliteitsinstituut voor de Gezondheidszorg CBO.Utrecht, 2004.

Websites

www.kiesbeter.nl. Informatie van de overheid over de gezondheidszorg. Zoekterm: Patiëntenbrief Delier.
www.vmszorg.nl. VMS staat voor veiligheidsmanagementsysteem ziekenhuizen. Preventie van delier is hier een onderdeel van. Het maakt deel uit van de praktijkgids Kwetsbare ouderen. Op pagina 78, bijlage 2, de DOSS (M. Schuurmans).

11 Dementie, omgaan met onvoorspelbaarheid

11.1 Inleiding

Wie kent er niet dat nare gevoel van schaamte als je iets niet begrijpt waar anderen blijkbaar geen moeite mee hebben. Wie komt er nooit in de problemen door merkbaar voor anderen iets te vergeten? Confrontatie met dit soort gebeurtenissen van tijdelijke domheid kan ons gevoel van zelfvertrouwen behoorlijk op de proef stellen. Wat het erger maakt, is de stress die je bij dit soort gevoelens kunt krijgen. Het lijkt wel alsof het dan nog moeilijker is om terug te halen wat je ook alweer was vergeten. Geen mens wil zich dom voelen en gezichtsverlies lijden en niemand is er trots op iets *niet* goed te kunnen.
Wie aan dementie lijdt, ontkomt niet aan deze gevoelens. Sterker nog, ze komen dagelijks terug.

> **Mevrouw Van Dalen verwaarloost zichzelf**
> Mevrouw Van Dalen is sinds een paar weken weduwe. Eerst dachten de kinderen nog dat de verandering in haar functioneren kwam door het verdriet dat ze hiervan had, maar steeds meer lijkt het alsof er meer aan de hand is. Mevrouw Van Dalen zorgt niet goed meer voor zichzelf. In de koelkast ligt beschimmeld eten en al twee keer heeft ze het gas aan laten staan. Toen op een zondagmiddag kleinzoon Koen op bezoek kwam, bleken er geen boodschappen in huis te zijn en kon oma niet op zijn naam komen. Het lastige is dat mevrouw Van Dalen het er niet over wil hebben. Zodra er iemand over de problemen begint, reageert ze gespannen en boos. Ze ontkent dat er iets aan de hand is.
> Daarom zoeken de kinderen contact met de huisarts. Die heeft een goede relatie met haar. Na een aantal huisbezoeken is de huisarts bevestigd in het al eerder bestaande vermoeden dat mevrouw Van Dalen lijdt aan dementie van het alzheimertype. Dit is heel geleidelijk ontstaan en mevrouw heeft dit lange tijd heel goed

verborgen kunnen houden. Vooral ook doordat haar man steeds zoveel van haar overnam. Nu pas blijkt hoeveel dat was.

Dementie is een verzamelnaam van ziekten met kenmerken die het geheugen en het gedrag rechtstreeks beïnvloeden. Dit beperkt ook de mate waarin iemand actief kan zijn in het dagelijks (sociale) leven. De kwaliteit van leven kan hierdoor ernstig onder druk komen te staan.
Er zijn verschillende vormen van dementie. Naast gemeenschappelijke kenmerken hebben die stuk voor stuk ook andere typische verschijnselen. Dit komt doordat ze qua oorzaak verschillend zijn. Het onderscheid is niet bij iedereen gemakkelijk te maken, omdat sommige dementiepatiënten een gemengde vorm van dementie hebben, dus een combinatie van een aantal oorzaken.
Weten wat de kenmerken zijn en hoe ze ongeveer zijn ontstaan, kan helpen bij de benadering van de oudere met dementie.

11.1.1 EÉN OP DE DRIE MENSEN KRIJGT MET DEMENTIE TE MAKEN

Veel oudere mensen lijden aan dementie. Hun aantal zal de komende jaren alleen maar toenemen. Eén op de drie mensen komt met dementie in aanraking. Door zelf dement te worden of door iemand in de directe omgeving te hebben die eraan lijdt. Van de 80-plussers lijdt 20% aan dementie en bij 90-jarigen is dit zelfs 40%. Hoe ouder men wordt, hoe groter de kans om het te krijgen. Het Centraal Bureau voor Statistiek (CBS) heeft berekend dat de doodsoorzaak dementie de afgelopen tien jaar met 75% is gestegen. Dementie genezen is in de meeste gevallen niet mogelijk. Wel is het mogelijk om de complicaties te verminderen en de gevolgen te verzachten.

11.1.2 ALZHEIMER KOMT HET VAAKST VOOR

Verreweg de meeste vormen van dementie hebben als oorzaak de ziekte van Alzheimer. Dat komt neer op 200.000 personen in Nederland en dat aantal zal de komende tijd explosief gaan stijgen. Vasculaire, Lewy body- en frontotemporale dementie komen in mindere mate voor. Er zijn nog andere vormen (onder meer de ziekte van Huntington, 'normal pressure hydrocephalus' en dementie veroorzaakt door aids of door de ziekte van Creutzfeldt-Jacob), maar deze komen veel minder vaak voor. Wie over deze laatste vormen meer wil weten, kan informatie vinden via de aan het einde van dit hoofdstuk vermelde websites.

11.2 Wanneer is er sprake van dementie?

Om de diagnose dementie te kunnen stellen, moet er sprake zijn van meerdere van de volgende stoornissen op het gebied van de verstandelijke vermogens:
1 Geheugenstoornissen, dat wil zeggen: een verminderd vermogen om nieuwe informatie te leren of zich opgeslagen informatie te herinneren.
2 Ten minste een van de volgende vier cognitieve stoornissen:
   a taalstoornis (afasie);
   b verminderd vermogen om handelingen uit te voeren, terwijl dit lichamelijk gezien geen beperking zou hoeven opleveren (apraxie);
   c verminderd vermogen voorwerpen te herkennen, terwijl er geen problemen zijn met het gezichtsvermogen (agnosie);
   d problemen met plannen, organiseren, in volgorde werken, logische conclusies trekken en beslissen (hogere cognitieve functies).
3 Deze cognitieve problemen leiden tot een duidelijke afname van het niveau van hoe men vroeger functioneerde, bijvoorbeeld bij uitoefening van het beroep of in het sociale leven.
4 Er moet meer aan de hand zijn dan alleen een delier.

Bron: DSM IV, APA 2000.

11.2.1 VROEGE DIAGNOSE VAN DEMENTIE IS WAARDEVOL

Een vroege diagnose is zo belangrijk omdat er in het begin van het ziektebeeld nog goed te overleggen is hoe de consequenties van de ziekte het best kunnen worden ondervangen en wat er nodig is om goed op de toekomst te zijn voorbereid. Een voorbeeld hiervan is dat men zo lang het nog kan de prettigste dingen kan blijven doen, zoals een verre vakantie, een familiefeest en bewust genieten van alles wat er nog is. Dat kunnen ook praktische zaken zijn, zoals verhuizen naar een meer seniorvriendelijke woning en, zo lang het nog kan (aangezien de situatie snel kan verslechteren), bespreken van zaken zoals de inhoud van een wilsbeschikking of testament. Kennis van de symptomen van dementie helpt om bepaalde gebeurtenissen te kunnen plaatsen en geeft daardoor de mogelijkheid tot een vroege verwerking ervan.

11.3 Kenmerken van de belangrijkste vormen van dementie

11.3.1 DE ZIEKTE VAN ALZHEIMER

Wat gebeurt er in de hersenen?

De ziekte van Alzheimer ontstaat geleidelijk. Stapje voor stapje gaan belangrijke onderdelen van de hersenen verloren. Bij alzheimer gaat er namelijk iets verkeerd bij de afbraak van het eiwit amyloïd in de hersenen. Dit eiwit hoopt zich op en vormt *plaques*. Op den duur zie je ook kluwentjes eiwit ontstaan, de zogenoemde *tangles*. Door deze plaques en tangles kunnen de hersencellen veel minder goed met elkaar communiceren. De informatiegeleiding raakt als het ware verstoord. Cellen die je niet gebruikt, sterven af. Net zoals dit met spiercellen gebeurt bij bedlegerigheid vindt dit ook plaats bij hersenen die je niet gebruikt. Het totale volume hersenen neemt hierdoor af.

Wat merk je bij beginnende alzheimer?

Het begin van de ziekte laat zich het best achteraf verklaren. Iemand die lijdt aan alzheimer heeft meer moeite met praktische dingen. Simpelweg doordat de alzheimerpatiënt ze vergeet. In het begin proberen veel patiënten dit met alle macht verborgen te houden. Dit gevecht tegen de ziekte kost heel veel kracht. En dat kan dan weer tot prikkelbaarheid en opvliegendheid leiden. Het gebeurt nogal eens dat deze prikkelbaarheid eerder opvalt dan het geheugenverlies. Daarnaast reageert de alzheimerpatiënt vaak trager en is het voor hem of haar moeilijker om zich te concentreren. Op den duur zijn de geheugenproblemen niet langer te verdoezelen. Onontkoombaar schrijdt de ziekte voort.

Gedragsproblemen

Bij de ziekte van Alzheimer komt het regelmatig voor dat er ook gedragsproblemen ontstaan. Deze gedragsproblemen veroorzaken vaak grotere moeilijkheden dan de geheugenproblemen. Dit geldt vooral ook voor de mensen uit de omgeving die met de gedragsproblemen moeten omgaan. Deze gedragsproblemen bij alzheimerpatiënten ontstaan doordat zij meer moeite krijgen om impulsen te beheersen. Vermindering van impulsen kan leiden tot agressieve uitbarstingen en emotionele reacties, of juist verlies van de scherpe of geremde kanten van het karakter waarmee men bekendstond.

Stemmingsveranderingen

De alzheimerpatiënt heeft zelf vaak niet in de gaten dat er iets aan de hand is, maar merkt wel dat de mensen in de omgeving anders reageren. Mede hierdoor komen ook angst en depressieve stemmingen voor. Daarnaast kunnen alzheimerpatiënten last krijgen van hallucinaties en wanen. Bij hallucinaties gaat de oudere van alles zien wat anderen niet zien. Wanen zijn aanhoudende verkeerde waarnemingen en gedachten, die bij alzheimerpatiënten vaak achterdochtig van aard zijn. Hoe langer de ziekte duurt, des te meer hulp er nodig is. Dat kan uiteindelijk leiden tot volledige zorgafhankelijkheid.

Alzheimer ontstaat waarschijnlijk door een combinatie van bepaalde genen die, zo wordt gedacht, in combinatie met de leefstijl, zoals roken, ongezonde voeding en weinig bewegen, het risico op het ziektebeeld vergroten.

11.3.2 VASCULAIRE DEMENTIE

De term 'vasculair' heeft betrekking op de bloedvaten (aders en slagaders) en vasculaire dementie heeft dus te maken met de bloedvaten in de hersenen. Vernauwde bloedvaten vertragen de bloedcirculatie en daardoor krijgen sommige gedeelten van de hersenen minder zuurstof en voedingsstoffen. Dat heeft invloed op de functies die hersenen verrichten, bijvoorbeeld bij het onthouden. In tegenstelling tot alzheimerdementie die geleidelijk ontstaat, kan vasculaire dementie plotseling ontstaan en daarna met perioden verslechteren. Tussen de perioden door kunnen er ook momenten van verbetering te zien zijn. Dat komt doordat de doorbloeding van de hersenen op die momenten even wat beter is. Vasculaire dementie ontstaat vaak na een beroerte of een hersenbloeding. Het is niet mogelijk deze dementievorm te genezen. Wel kan de arts proberen complicaties en verergering te voorkomen door het voorschrijven van medicijnen. Die kunnen een volgende hersenbloeding of beroerte helpen bestrijden of indirect de conditie van de bloedvaten verbeteren. Vasculaire dementie verschilt ook van alzheimerdementie doordat er regelmatig neurologische aandoeningen bij kunnen optreden, bijvoorbeeld vermindering van het gezichts- en spraakvermogen, slikproblemen of een verlamming aan een lichaamszijde.

11.3.3 LEWY BODY-DEMENTIE

Lewylichaampjes zijn kleine eiwitspikkels in hersenweefsel die er normaal gesproken niet horen te zitten. Deze spikkels veroorzaken dementie. Bij deze vorm treden naast loopstoornissen ook vaak perioden van stijf- en stramheid op. Deze stramheid lijkt veel op de ziekte van Parkinson. Het gedrag van de oudere is nogal grillig. Dat wil zeggen dat het van moment tot moment kan veranderen. Ook komen er bij deze vorm hallucinaties voor. Lewy body-dementievorm verloopt vaak nogal snel. Binnen een jaar kan de oudere vergevorderd dement zijn geworden. Kenmerkend voor Lewy body-dementie is dat er vaak van overgevoeligheid voor medicijnen sprake is, die bedoeld zijn tegen onrust en hallucinaties, zoals Haldol (haloperidol). In zo'n geval gaat de oudere bibberen, krijgt spiertrekkingen of wordt traag.

11.3.4 FRONTOTEMPORALE DEMENTIE (FTD)

Bij deze vorm is met name het voorste gedeelte van de hersenen (de frontale kwab) aangedaan. Geheugenverlies is niet het opmerkelijkste symptoom. Sterker nog, in het begin is er nauwelijks sprake van geheugenverlies. Wel is er een opmerkelijke verandering van het gedrag. Zo kan iemand die hieraan lijdt plotseling aanvallen van roekeloos gedrag krijgen. Ook komt het voor dat patiënten ruwe of schunnige woorden gebruiken die de omgeving versteld doen staan. Duidelijk is dat remmingen en daarnaast ook de controle en correctie op het eigen gedrag wegvallen. Naarmate de tijd vordert, verslechtert het taalvermogen en daarnaast nemen het geheugen en het nemen van initiatief af. De oudere raakt steeds meer afhankelijk van hulp.

11.3.5 OOK JONGEREN KRIJGEN DEMENTIE

Naar schatting krijgt 10% van de mensen die jonger zijn dan 65 jaar last van dementie. Deze mensen worden jongdementerenden genoemd.

11.4 Dementie, wat is er aan te doen?

11.4.1 VROEGE DIAGNOSTIEK VAN WEZENLIJK BELANG

Voor het stellen van een betrouwbare diagnose zijn er geheugentests, neuropsychologische tests, hersenscans en bloed- en hersenvochttests (liquor) mogelijk. De huisarts kan de oudere die zich om zichzelf of haar of zijn partner bezorgd maakt het best doorverwijzen naar een van de vele geheugenpoliklinieken. In deze klinieken werken naast artsen ook verpleegkundigen, fysiotherapeuten, ergotherapeuten, diëtisten en maatschappelijk werkers. Vroege diagnostiek kan een belangrijk verschil maken voor de levensplanning. Weten wat er zou kunnen komen geeft de gelegenheid om zich hierop voor te bereiden en geeft de kans om nog bewust te genieten van wat er nog mogelijk is. De verschillende disciplines kunnen hierbij behulpzaam zijn.

11.4.2 WETENSCHAPPELIJK ONDERZOEK

Er gebeurt heel veel op wetenschappelijk gebied en de onderzoekers komen stapje voor stapje dichter bij het ontrafelen van het vraagstuk dementie. Door de kennis van eiwit bijvoorbeeld is de diagnose dementie nu veel eerder te stellen dan vroeger. Door hersenvocht (liquor) af te nemen (dit kan door middel van een ruggenprik) kunnen de amyloïdeiwitten worden aangetoond. Ook is onlangs ontdekt dat bepaalde genen in combinatie met de levensomstandigheden (roken, weinig bewegen, ongezonde voeding) het risico op het krijgen van de ziekte kunnen bevorderen. Met MRI- en PET-scans van de hersenen kunnen artsen het verloop van de ziekte zichtbaar maken.

11.4.3 MEDICATIE

Dementie kan (nog) niet worden genezen, ook niet met medicijnen. De ziekte vertragen is wel mogelijk. Patiënten die lijden aan lichte vormen van alzheimerdementie kunnen bijvoorbeeld het middel rivastigmine (Excelon) proberen. Jammer genoeg geeft dat ook bijwerkingen, zoals maag-darmproblemen (misselijkheid, braken en diarree) of hoofdpijn en duizeligheid. De arts zal in overleg met de patiënt overwegen of de voordelen opwegen tegen de nadelen. Het middel stelt immers alleen maar uit wat vroeg of laat toch zal komen, namelijk voortschrijding van de dementie. Het belangrijkste doel is dan het leven zo aangenaam mogelijk in te richten, met de beperkingen die de ziekte met zich meebrengt.

De arts schrijft dus eerder middelen voor die zich richten op de gevolgen van dementie. Bijvoorbeeld medicijnen tegen slaapproblemen of tegen onrust en agitatie of middelen tegen hallucinaties en wanen. Temazepam (Normison) is een voorbeeld van een veelgebruikt slaapmiddel. Oxazepam (Seresta) en lorazepam zijn kalmerende en angstverminderende medicijnen terwijl haloperidol (Haldol) of resperidon (Resperidal) worden voorgeschreven tegen psychotische verschijnselen. Al deze middelen kennen ook ongewenste bijwerkingen. Omdat de medicijnen versuffend werken, vergroten ze het risico op vallen. Ook hebben ze een negatief effect op het geheugen. Hierdoor kunnen ze juist ook verwardheid en onrust in de hand werken. De oudere probeert dan met man en macht grip te houden op de omgeving en zichzelf en vecht zo hard tegen de slaap en versuffing dat deze er juist opgewonden en geagiteerd van raakt.

Van medicijnen mag je dus niet zo gek veel verwachten, zeker niet als ze gericht zijn op de onrustige symptomen bij dementie.

11.4.4 BASISZORG

Het aandeel van verzorgenden ligt op het gebied van het in stand houden van de basiszorg, dus op vocht en voeding, hygiëne en uitscheiding, beweging en activiteiten. Ook het welbevinden en het signaleren van gezondheidsproblemen zoals pijn, somberheid of een delier horen daarbij (zie de overige hoofdstukken die dit behandelen en het boek *Basiszorg*).

11.4.5 BEWEGING

Nadelige gevolgen van dementie verergeren sneller naarmate mensen minder bewegen.

Fit zijn draagt voor alle mensen, dement of niet, bij aan de kwaliteit van leven, maar voor mensen met dementie geldt dit mogelijk nog meer. Bewegen bij dementie stimuleert de zintuigen: het horen, zien en voelen. Ook stimuleert het de sociale contacten en het gevoel 'erbij te horen'. Het valgevaar vermindert omdat het de coördinatievaardigheden aanspreekt. Bovendien maakt lichamelijke beweging op een natuurlijke manier moe, waardoor de oudere beter slaapt.

Het is daarom ook belangrijk, zolang het mogelijk is deel te blijven nemen aan alles wat men vroeger deed, zichzelf te verzorgen en het huishouden draaiende te houden. Regelmaat over de dag geeft hierbij extra houvast en het bezig zijn voorkomt verveling en gevoelens van zinloosheid.

Aan het eind van dit hoofdstuk vind je een YouTube-link naar een filmpje waarop te zien is hoe ook ouderen die niet goed meer kunnen lopen in groepsverband op een plezierige manier actief blijven, geholpen door een dirigent.

Welzijnsorganisaties in de stad of regio kunnen precies vertellen wat er mogelijk is om in groepsverband te bewegen, zoals zwemmen, dansen, gym of het zogenoemde meer bewegen voor ouderen (MBvO).

11.4.6 BENADERING

In het begin van dit hoofdstuk ging het al even over mensen in het algemeen, over hoe vervelend het voor iedereen is om gezichtsverlies te lijden. Met voelt zich dan dom en minderwaardig. Om gevoelens van schaamte en een laag zelfbeeld, die onvermijdelijk met dit soort gebeurtenissen samenhangen, te laten verdwijnen, is de reactie van anderen heel belangrijk.

Zeer belangrijk is de benadering bij het verzachten van de gevoelens bij dementerende ouderen. Hiervoor moet je de oudere leren kennen en de oudere moet jou leren kennen. Daardoor ontstaat contact.

Contact

Contact maken gaat met de ogen, de gezichtsuitdrukking, de stem, de aanraking en de rest van het lichaam tegelijk. Dit is de zogenoemde lichaamstaal. Alles moet daarbij met elkaar kloppen. Dat is heel belangrijk in de omgang met mensen die lijden aan dementie. Als je eigenlijk geen tijd hebt, is het heel moeilijk om rust uit te stralen. Als je onrust uitstraalt, is het moeilijker voor de oudere je boodschap te interpreteren (zie figuur 11.1). Onrustige mensen in de omgeving vergroten meestal ook de onrust bij de dementiepatiënt en in die zin is onrust dus besmettelijk.

De mate waarin de dementie is gevorderd, bepaalt hoe goed de oudere de inhoud van wat je zegt kan begrijpen. Als een oudere niet meer begrijpt wat de bedoeling is, wordt lichaamstaal steeds belangrijker. Een liefdevolle, vriendelijke, respectvolle en op de patiënt gerichte benadering blijft het allerbelangrijkste ingrediënt van de zorg voor demente mensen. Als dit om wat voor reden dan ook niet gegeven kan worden, is het effect rechtstreeks van invloed op de patiënt.

Belangrijk is dus om er per individu achter te komen wat juist deze persoon nodig heeft om zich prettig te voelen.

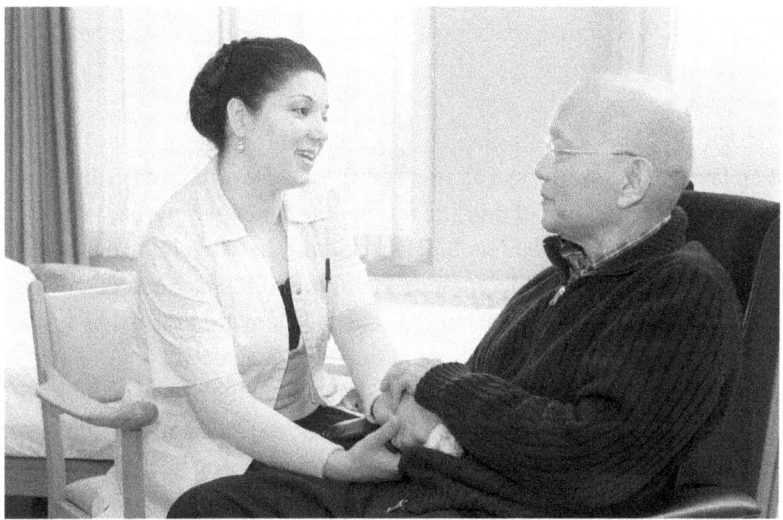

Figuur 11.1 Lichaamstaal en een rustige benadering zijn belangrijk voor het contact met een dementerende oudere.

11.5 Realiteitsoriëntatiebegeleiding (ROB)

Hierbij gaat het erom de oudere te helpen zich te oriënteren om zodoende grip te krijgen op de omgeving, de tijd en de personen die hij tegenkomt. Realiteitsoriëntatiebegeleiding (ROB) doet een beroep op wat de oudere zelf nog kan en heeft daarmee vaak ook een goede uitwerking op het zelfvertrouwen. Een voorbeeld van ROB zijn de volgende woorden die verzorgende Nathalie uitspreekt naar meneer De Bruin: 'Goedemorgen meneer De Bruin, ik ben Nathalie Jansen en ik ben vandaag uw verzorgende. Het is vandaag woensdag en omdat het acht uur is kom ik u helpen met wassen en aankleden.' Tijdens dit helpen kan Nathalie vertellen hoe de weersomstandigheden waren toen ze naar het werk ging. 'Het is alweer echt herfst, de bladeren vallen van de bomen.' Door ook positieve opmerkingen te maken, kun je het zelfbeeld van de oudere versterken en de stemming erin houden. 'Wat een leuke kinderen op die foto, zijn die van uw zoon?'

Door ROB krijgt de wereld van de demente oudere meer duidelijkheid en omlijning, zonder dat de oudere de confrontatie met zijn onvermogen hoeft te voelen. Dit werkt nog sterker als in de omgeving herkenningspunten zijn aangebracht. Denk aan plaatjes van een douche of toilet op de deuren van de desbetreffende ruimten, een grote klok in het zicht, een kalender met duidelijke letters of foto's van geliefden (partner, kinderen of kleinkinderen).

ROB is geschikt voor dementerenden die hiermee ook echt houvast krijgen ten aanzien van het hier en nu. Als de oudere hiertoe niet meer in staat is, is een meer belevingsgerichte benadering aangewezen.

11.6 Overgang van ROB naar belevingsgericht

Een levensboek – dit kan ook in de vorm van een prikbord op de wand – is een verzameling belangrijke momenten uit het leven van de oudere. Een foto van de ouders bijvoorbeeld of van het geboortehuis, de eigen trouwdag, de kinderen of de kleinkinderen. Maar ook een plaatje van de geboortestad, van gevulde koeken als iemand hier dol op is of van schaatsen op natuurijs als de oudere dit graag deed.

Dergelijke informatie kan van toepassing zijn in het overgangsgebied tussen ROB en belevingsgerichte zorg. Vaak weet de demente oudere die geen nieuwe informatie meer kan onthouden nog heel goed wat er vroeger allemaal was. Ook al zijn de letterlijke herinneringen vervaagd, de stemmingen en sferen kunnen nog steeds voor warme, prettige gevoelens zorgen. Sommige ouderen kunnen een dergelijke collage of levensboek zelf maken. Als dit niet zo is, willen familieleden dit waarschijnlijk wel doen.

Een variant op een levensboek is een ingesproken video of geluidsopname (in de eigen taal of dialect) waardoor de oudere zich aangesproken voelt, gemaakt door iemand die de oudere dierbaar is. 'Weet je nog moeder, toen we...' Dergelijke opnamen kunnen de oudere helpen om moeilijke uren door te komen.

Een levensboek of prikbord geeft ook meteen aanknopingspunten voor contact. 'O, komt u uit Amsterdam? Ik vind dat toch zo'n mooie stad met al die duiven, het centraal station, de Kalverstraat...!'

11.6.1 VALIDATION

Deze vorm van belevingsgerichte zorg is bekend geworden dankzij Naomi Feil. Zij ontwikkelde een manier van benadering die is afgestemd op de gevoelsbeleving van ouderen. Deze benadering is bijvoorbeeld geschikt bij mevrouw Joosten die telkens maar weer op zoek gaat naar haar overleden moeder en heel verdrietig is omdat ze haar niet kan vinden. Validation draait niet om ontkenning ('Uw moeder is al lang geleden gestorven') maar op bevestiging van gevoelens. Dus zegt de verzorgende die validation toepast: 'U zult uw moeder vast heel erg missen, ze was vast een hele lieve vrouw, is het niet?'
Met een dergelijke uitspraak bevestigt de verzorgende dat mevrouw haar moeder mist en dat dat erg is. Daarna biedt ze een opening om er met mevrouw Joosten over te praten. Bovendien gaat ze subtiel in ('was') op het feit dat de moeder van mevrouw Joosten er niet meer is (zonder dit expliciet te zeggen). Waarschijnlijk voelt mevrouw Joosten zich op momenten dat ze haar moeder zoekt alleen en mist ze een moeder die voor haar zorgt en haar beschermt.
Als de verzorgende dit begrijpt en dit door middel van belevingsgerichte zorg kan laten merken, kan het gevoel van alleen zijn en iemand missen naar de achtergrond verdwijnen. Het gesprek dat ontstaat naar aanleiding van de moeder van mevrouw Joosten kan uiteindelijk uitkomen op de kinderen en kleinkinderen ('U bent zelf ook moeder en oma, hè?') en als zij regelmatig op bezoek komen kan dit voor gevoelens van verheugen en trots zorgen. Op deze manier kan de verzorgende een gedachtecirkel van verdriet ombuigen naar vreugde en trots.

11.6.2 SNOEZELEN

Bij dementeren in een vergevorderd stadium is het mogelijk om contact te krijgen via de zintuiglijke waarneming, met de nadruk op aangename gewaarwording. Het doel is ontspanning. Snoezelruimten hebben een aangename temperatuur, er klinkt rustgevende muziek en het ruikt er lekker. De bekleding is zacht. Afhankelijk van wat de oudere prettig vindt, zijn er voorwerpen die de zintuigen stimuleren. Van felgekleurde rubberen ballen met stekels tot zachte teddyberen. Bij snoezelen gaat het om het observeren; wat de oudere prettig vindt en wat niet.

11.6.3 DEMENTIA CARE MAPPING (DCM)

De nieuwste vorm van tegelijkertijd persoonsgericht en belevingsgericht werken is 'dementia care mapping' (DCM). Deze methode geeft inzicht in de interactie tussen verzorgenden en ouderen die lijden aan dementie. Speciaal opgeleide observatoren (verzorgenden uit de instelling) bekijken gedurende een vooraf afgesproken periode elke vijf minuten wat er precies gebeurt en letten vooral op de gemoedstoestand en het gedrag van de ouderen. Met een speciale beoordelingsschaal legt de observator positieve en negatieve bekrachtigers vast. DCM meet de kwaliteit van zorg en geeft de verzorgenden een middel in handen om in alle omstandigheden beter te begrijpen wat er gebeurt. Op dit moment vindt er wetenschappelijk onderzoek plaats naar de effectiviteit van deze methode.

11.6.4 VEILIGHEID

Veiligheid en je veilig voelen zijn belangrijke maar ook beladen begrippen in de zorg voor demente ouderen. 'Beladen' heeft daarbij betrekking op ouderen die zichzelf in gevaar kunnen brengen en de vraag is wat je daar dan mee moet doen. Uit wetenschappelijk onderzoek blijkt dat een dementerende oudere die zich veilig en comfortabel voelt veel minder vaak gedragsproblemen krijgt, zoals motorische onrust, roepgedrag en agitatie.

Ouderen die aan dementie lijden leveren beetje bij beetje steeds meer in. Als ze hulp van verzorgenden nodig hebben, is de dementie waarschijnlijk al voorbij het beginstadium. Elke dementiepatiënt reageert hier anders op.

Het valt niet mee om bij elke oudere te herkennen welke gevoelens er spelen, zeker omdat er tegelijk ook zoveel ander werk moet worden verzet.

Dementerende ouderen bij wie niet duidelijk is welke gevoelens ze hebben, of voor wie de omgeving niet veilig aanvoelt, voelen zich meestal in meer of mindere mate bedreigd. Hierdoor krijgen zij juist eerder last van gedragsproblemen zoals roepgedrag, agressie, aanhoudende onrust en agitatie.

Het is dus niet alleen voor het menselijk contact veel plezieriger om echt te begrijpen wat de oudere vraagt, het is ook veel efficiënter om in dat contact te investeren. Als er eenmaal gedragsproblemen zijn, is het namelijk niet gemakkelijk om deze te doorbreken.

Juist dan kan onveiligheid een fysiek probleem worden doordat de oudere zijn onrust uit door loopdrang of agressie. Uit onderzoek blijkt dat in veel instellingen ouderen om deze reden worden gefixeerd, dat wil zeggen: vastgebonden in de stoel of in bed. Onderzoek toont ook aan dat fixatie in veel gevallen niets met veiligheid te maken heeft (zie hoofdstuk 14).

Wat helpt om je veilig te voelen?

1 Luisteren
 Stoppen met praten is het eerste dat je zelf moet doen om te luisteren naar de ander. Actief luisteren heeft als kenmerk dat de ander het luisteren kan opmerken. Actief luisteren helpt om boodschappen te ontvangen die niet per se alleen met woorden gezegd worden. In rust en stilte laten merken dat je er bent, kan dementerende mensen troost bieden en helpen ontspannen.
 Goed kunnen luisteren is sowieso van belang, of je nu dement bent of niet, maar juist bij demente mensen extra belangrijk. De eerste voorwaarde is dus om contact te maken. Wat daarbij helpt is overeenstemming vinden in de volgende non-verbale communicatiemiddelen:
 a oogcontact;
 b gezichtsuitdrukking;
 c stemgebruik: alle gemoedstoestanden zijn terug te horen in de stem en vooral mensen die minder goed kunnen zien, zijn hier vaak gevoeliger voor;
 d aanraking: zacht en als het even kan ook liefdevol, dus zonder dat de oudere ervan schrikt (vanaf de voorzijde benaderen);
 e lichaamshouding en beweging: rustig lopen, niet rennen en vliegen;
 f spiegelen: voordoen zonder woorden (bijvoorbeeld tijdens het helpen met eten zelf de mond openen als je wilt dat de oudere dit ook doet).

2 'Go, with the flow' (volg de stroom)
 Kenmerk in de zorg voor demente mensen is dat deze niet altijd voorspelbaar verloopt. Zo kan het gebeuren dat de oudere even helemaal geen zin heeft om medicijnen in te nemen, zich te laten verschonen of om uit bed te komen. Je kunt het dan maximaal drie keer vriendelijk vragen, maar als het dan nog niet lukt werkt aandringen of forceren vaak alleen maar averechts. Meestal lukt het als je ontspannen kunt blijven en het later nog eens probeert. In een andere situatie kan het de moeite waard zijn om te kijken op welk moment de oudere het meest toegankelijk is en laat deze zich bijvoorbeeld 's morgens niet maar 's avonds wel wassen. Soms lukt het wel door een andere verzorgende. Onvoorspelbaarheid is immers een kenmerk in de zorg voor ouderen met dementie.

3 Humor
 Echte humor kan zware dingen verlichten en om de oudere op andere gedachten en gemoedstoestanden te brengen het ijs breken. Humor laat zich moeilijk omschrijven en het is ook van iemands culturele achtergrond afhankelijk of iets grappig is of niet. Wel is het altijd zo dat de intentie waarmee je humor gebruikt alleszeg-

gend is. Humor met de intentie om goed te doen, valt meestal ook goed. Humor kan met en zonder woorden en in alle stadia van dementie worden toegepast. Van woordgrapjes in het begin tot grappige gezichtsuitdrukkingen op het laatst. Als je merkt dat de sfeer en stemming verbeteren, is het gelukt en voor herhaling vatbaar. De meeste ouderen met dementie behouden hun gevoel voor humor lang.

4 *Zingen, ritmes tellen*
Dat laatste geldt ook voor het zingen en ritmes tellen. Liefst oude liedjes en overzichtelijke muziek. Op rijm lopen, 'één, twee, in de maat, anders... (wordt de juffrouw kwaad)' is een oud rijmpje dat veel ouderen moeiteloos invullen op het moment dat er een stilte valt. Het ritme van de rijm helpt meestal om een handeling of het gaan lopen in te zetten. Het bereidt alvast de handeling voor.

5 *Teamwerk*
Naast het plezier en de voldoening die het werken in de zorg voor demente mensen geeft, kan het bij tijden ook zwaar en complex zijn en het uiterste van de verzorgende vragen. Veel verzorgenden leren met deze complexe omstandigheden werken. En ook al lijken de voorbeelden van het verkeerd omgaan met dementerenden (zie tabel 11.1) open deuren, het zijn menselijke reacties waar iedereen vroeg of laat wel eens toe geneigd kan zijn. Complexe zorg kan het uiterste van iemand vergen, vooral als je er dagelijks mee te maken hebt. Teamwerk is daarin heel belangrijk. Als een verzorgende merkt vast te lopen in bepaalde situaties en juist die rustige liefdevolle benadering niet meer bij een bepaalde patiënt kan opbrengen, is het essentieel om terug te kunnen vallen op een collega die het even over kan nemen.

Afwisseling in de zorg, naast de hulp van arts, fysiotherapeut en psycholoog, helpt mee om de complexe zorg rondom de dementerende oudere haalbaar en succesvol te houden.

Het op vaste momenten bespreken van de problemen kan ook helpen om te begrijpen wat er aan de hand kan zijn en op welke manier het beter zou kunnen. Met z'n allen weet je meer dan in je eentje. Vergeet niet de conclusie te verwerken in het zorgdossier.

6 *Ondersteuning van de leiding*
Verzorgenden moeten zich in hun werk ondersteund en gezien voelen door hun leidinggevenden. Leidinggevenden weten wat er nodig is om optimale zorg te kunnen verlenen, waarderen de verzorgenden voor wat ze doen en zorgen ervoor dat het hen niet ontbreekt aan middelen die voor het werk nodig zijn.

Wat helpt niet om je veilig te voelen?
The Beatles hadden het er al over in het liedje 'The end': 'the love you take, is equal to the love you make' (de liefde die je krijgt, is gelijk aan de liefde die je geeft).
Dit is een spanningsgebied in de zorg voor demente ouderen. Zorg voor demente ouderen is niet altijd even gemakkelijk, in enkele gevallen zelfs zeer complex en moeilijk. Het kan veel van verzorgenden vragen om zich continu aan te moeten passen aan het tempo en gedrag van de demente oudere. Veel verzorgenden kunnen in de omstandigheden terechtkomen waarin ze aanhoudend het gevoel hebben meer te geven dan te krijgen en daardoor zelf tekort te komen. Dat laatste dan misschien wel niet van de oudere zelf, maar als gevolg van onderwaardering door leidinggevenden of de samenleving.
Deze gevoelens kunnen leiden tot burn-out, tot onvoorzichtigheid, gemakzucht en ongeremdheid. Maar ook tot verlies van het zicht op wat wel en wat niet gepast is.
Dat is begrijpelijk en menselijk, maar tegelijkertijd zeer schadelijk. In de eerste plaats voor de ouderen die afhankelijk zijn van deze verzorgenden, maar ook voor de verzorgenden zelf. Het leidt tot onverschilligheid, tot vermindering van zelfwaardering en het kan ook nog eens overgedragen worden op collega's die daar ontvankelijk voor zijn.
Ook komt het voor dat met de beste bedoelingen, maar wel vanuit kennistekort, met ouderen als in de voorbeelden in tabel 11.1 wordt omgegaan. Overigens geldt dit natuurlijk niet alleen voor verzorgenden. Voor andere werkers (artsen, verpleegkundigen, paramedici) geldt precies hetzelfde en ook mantelzorgers kunnen in dergelijk situaties terechtkomen.
De Amerikaanse psychologe Becca Levy (Yale, Ohio) heeft de effecten onderzocht van communicatie zoals je ziet in tabel 11.1. Meestal is bij dergelijke uitgesproken zinnen de toon ook nog eens ongepast en worden de woorden te hard of veel te langzaam uitgesproken. De effecten hiervan werden bij mensen die licht of matig dementeren meteen zichtbaar. Patiënten weigerden mee te werken of kregen gedragsproblemen. Er zijn zelfs aanwijzingen dat dergelijke communicatie levensbekortend werkt.
Een veilige omgeving moet niet alleen voor de (demente) oudere heilzaam zijn, maar ook bevorderen dat verzorgenden elkaar eraan helpen herinneren op welke manier de omgang met de ouderen het meeste succes heeft. Bijvoorbeeld door elkaar aan te spreken op het moment dat ze merken dat een collega niet de juiste toon te pakken heeft (of

Tabel 11.1	Voorbeelden van het verkeerd omgaan met dementerenden.
Confronteren met onvermogen en testen	'Moet u dat nou alweer vragen, daar heb ik u al drie keer antwoord op gegeven' 'U weet toch nog wel hoe ik heet; nou, wie ben ik?' 'Als u nou wat vaker naar het toilet zou gaan, dan hoef ik u niet steeds te verschonen' 'Vertel eens, welke dag is het vandaag?' (of: 'Wie ben ik?')
Tegenspreken of verbeteren	'Ben je mal, uw moeder is al- lang dood' 'Wel hoor, boontjes zijn heel gezond, eet maar lekker op' 'U moet niet zo ondankbaar zijn, uw zoon is net nog op bezoek geweest'
Dreigen en moeilijke vragen stellen	'Als u nou weer uit bed komt, dan bind ik u vast' 'Kan het u dan helemaal niks schelen hoeveel last de anderen van u hebben?'
Op een dwaalspoor zetten	'Uw kinderen zijn al door de buurvrouw van school gehaald' 'Uw (overleden) man heeft net gebeld dat hij nog een dagje langer op vakantie blijft' 'Uw moeder heeft echt geen zin meer om te komen, als u zo vervelend blijft doen'
Commanderen en de baas spelen	'U doet dat, omdat ik het zeg!' 'Kom, nou gaan we even gewoon meewerken!'
Ontkennen wat belangrijk is	'Wat zeurt u nou, niet meer kunnen lopen? Kijk eens naar mevrouw De Jong, die kan geeneens meer uit bed' 'Die muziek van Bach is niet om aan te horen, we zetten nu gewoon even Frans Bauer op' 'Zeg, we zijn wel in Nederland hoor! Hier spreken we gewoon Nederlands (geen Turks, Maleis, Creools, Marokkaans, enz.)'
Kinderlijk praten	'Zo, nu gaan we even plassen...' 'Grote meid!'
Je laten gaan	'Ik word helemaal gek van u' 'Ik knijp u terug hoor!'

erger). Ook dit hoort bij de verantwoordelijkheid die verzorgenden hebben.

Verzorgenden zijn hierin niet per se machteloos. Leidinggevenden dragen uiteindelijk de verantwoordelijkheid voor de cultuur en de veiligheid van het werkklimaat. Zij moeten op de hoogte worden gesteld als dergelijke situaties zich voordoen. Mochten er omstandigheden zijn waarin dit niet kan, dan zijn er in veel verzorgingshuizen en verpleeghuizen vertrouwenspersonen. De beroepsorganisaties (Sting, NU'91, V&VN) willen verzorgenden met raad en daad bijstaan om het werk zo goed mogelijk te kunnen doen. Bovendien kan ook familie een klacht indienen bij de klachtencommissie of daartoe geadviseerd worden.

11.7 Ondersteuning van de mantelzorg

De meeste mensen met dementie wonen thuis en zijn aangewezen op de zorg die de gezinsleden en familie hen geven. In de praktijk komt vaak het grootste gedeelte van de zorg op één persoon neer, meestal de partner, een van de kinderen of een ander familielid. Met het toenemen van de hulpbehoevendheid van de demente oudere verschuift de rol van de partner als mantelzorger steeds meer naar die van zorgverlener en heel vaak vormt dit aanleiding voor stress. Vaak is de partner namelijk ook op leeftijd, heeft ook chronische gezondheidsklachten en is desondanks 24 uur per dag opvraagbaar. Het maakt dan veel uit als er een solide netwerk van kinderen, familie en vrienden is waarop de partner terug kan vallen.

Meer lezen?

Dito JC, Stavast T, Zwart DE. Basiszorg, niveau 3. Houten: Bohn Stafleu van Loghum, 2008. ISBN 9789031349685.

Draškovic I, Lenkens M, Olde Rikkert M. Casusleren in de zorg voor kwetsbare ouderen. EasycareGids project. Tijdschrift voor Verpleegkundigen 2009;5.

Hoes L. Bejegening, 'Een verpleegkundige is ook maar een mens'. Nursing: april 2007:28-31.

Verbraek B, Plaats A van der. De wondere wereld van dementie, vanuit nieuwe inzichten omgevingszorg bieden aan dementerenden, Maarssen: Elsevier Gezondheidszorg, 2008. ISBN 9789035230194.

Websites

www.alzheimer-nederland.nl. Op deze site staat heel veel informatie over alle vormen van dementie, de behandelwijzen en de omgang ermee.

www.btsg.nl/menus/richtlijnen-men.html. Op deze site de omgangsrichtlijnen voor verzorgenden.

www.dcmnederland.nl. Website over Dementia Care Mapping.

www.dementia.nl. Deze website is bedoeld voor alle betrokkenen van mensen met een dementiesyndroom.

www.hersenstichting.nl. Onder de knop Zorgwijzer geheugen is terug te vinden wat het verschil is tussen dementie en gewone ouderdomsvergeetachtigheid.

www.innovatiekringdementie.nl. Op deze website vind je informatie over de mogelijkheden om de kwaliteit van leven bij dementie te verbeteren.

www.youtube.nl. 'Ouderen opgewekt door luchtdirigeren' met dirigent David Dworkin.

Depressie, zon achter heel veel wolken

12.1 Inleiding

Een beetje 'depri' is iedereen wel eens. Zomaar vanwege het rotweer of omdat er iets gebeurd is dat je neerslachtig maakt. Een paar onvoldoendes achter elkaar terwijl je toch je best had gedaan. Of problemen thuis, waarvan niet een-twee-drie duidelijk is hoe deze moeten worden opgelost. Vaak zwakken deze nare gevoelens vanzelf af en is het niet elke dag zo heftig dat je er last van hebt omdat er ook andere dingen zijn waar je van kunt genieten. Een feest of een vakantiereis naar Turkije bijvoorbeeld. Er kunnen duizend en één redenen zijn waarom het leven even niet meer zo lekker loopt als je zou willen.

Op oudere mensen is dit nog vaker van toepassing. Zij hebben namelijk regelmatig te maken met tegenslagen en verlies. Denk aan het gedwongen afscheid moeten nemen van dierbare vrienden en familieleden door overlijden, ziekten of financiële problemen. Veel ouderen hebben ook al eerder in hun leven ingrijpende dingen meegemaakt: bombardementen tijdens de Tweede Wereldoorlog bijvoorbeeld, of de dood van kinderen.

Door het verlies van vrienden en familie krimpt het sociale netwerk waarop men terug kan vallen. Veel verdriet moet dan alleen worden verwerkt.

Bovendien is er bij ouderen eerder sprake van aandoeningen die de hersenen veranderen en daardoor de stemming beïnvloeden, zoals het geval is bij dementie of de ziekte van Parkinson.

Oma Van de Berg wil dood

Elke week gaan Koen, Mark en Mariëtte met hun ouders bij oma Van de Berg op bezoek. Ze is 73 jaar en woont in een groot en statig huis in het centrum van een grote stad. Hun opa hebben ze niet gekend, hij is overleden voordat zij geboren waren. Hij was notaris.

Oma Van de Berg was tot vlak voor de zomervakantie nog af en toe actief als kinderrechter in het grote gebouw vlak bij haar huis. Ze zijn er wel eens geweest. Oma zei wel eens dat ze werken zo leuk vond en dat ze het wilde blijven doen totdat ze er bij neer zou vallen. Maar niet lang nadat iemand anders haar werkkamer kreeg en haar dochter, tante Monique, haar vertelde dat ze met haar man en kinderen naar Nieuw-Zeeland zou gaan emigreren, ging ze niet meer naar haar werk.

Koen, Mark en Mariëtte zijn dol op hun oma. Alleen merken ze dat er de laatste maanden dingen veranderen. Ze hebben niet zoveel zin meer om mee te gaan als hun ouders naar haar toegaan. Oma zelf lijkt ook minder blij als ze aankondigen om op bezoek te komen. De laatste keer belde ze kort van tevoren af omdat ze buikpijn had en de keer daarvoor waren de anders zo heerlijk verse koekjes bij de thee zacht en muf.

Oma doet ook niet meer mee als ze spelen met de houten sjoelbak die opa nog gemaakt heeft. Ze wordt nu boos als ze te veel lawaai maken. Ook ruikt het anders in het huis en oma zelf ziet er ook raar uit: dunner en witter en ze heeft telkens dezelfde gele joggingbroek aan.

Op de terugweg horen de kinderen dat ook hun ouders zich zorgen maken. Ze schrikken. Oma zou hebben gezegd dood te willen.

12.2 Depressie, bij wie komt het voor?

Depressie is een ziekte die tegenwoordig als volksziekte wordt gezien. Dat komt omdat ook veel jongeren en volwassenen er last van hebben. Strikt genomen gaan er net zoveel jongeren als ouderen onder gebukt. De gedachte is dat dit te maken zou kunnen hebben met de steeds hogere eisen waar mensen aan moeten voldoen. De Wereldgezondheidsorganisatie (WHO) gaat ervan uit dat in 2020 depressie de meest voorkomende ziekte in de wereld is. Nu al slikken ongeveer 900.000 mensen in Nederland antidepressiva.

12.2.1 VOORAL OOK ONDER OUDEREN

Van alle 65-plussers is ongeveer 15-20% depressief. Dat komt neer op ongeveer 235.000 mensen en dat aantal is vergelijkbaar met de hoeveelheid mensen met dementie. Vooral in de groep ouderen die een aandoening krijgen waardoor een ziekenhuisopname noodzakelijk is, stijgt het risico op het krijgen van een depressie met 30%.

12.2.2 HOOG STERFTECIJFER

In alle leeftijdsfasen zijn het juist de vrouwen die gevoeliger zijn voor het krijgen van een depressie. Zij hebben maar liefst twee keer meer risico om het te krijgen. De indruk is dat dit door genetische gevoeligheid komt.

Een onbehandelde depressie bevordert therapieontrouw, dat wil zeggen dat iemand zich niet houdt aan het doktersvoorschrift, bijvoorbeeld medicijninname bij hartfalen of suikerziekte, en daardoor extra risico loopt. De kans op een slecht ziekteverloop en forse vermindering van de kwaliteit van leven vergroot dan aanzienlijk.

Depressie is dus een ernstige stoornis. Het sterftecijfer is meer dan anderhalf keer zo groot als bij mensen die niet aan een depressie lijden. Meer dan 15% van de depressiepatiënten pleegt namelijk zelfmoord. Nog veel meer mensen overwegen wel eens om dit te doen.

12.2.3 SOMBERHEID HOEFT GEEN DEPRESSIE TE ZIJN

Er is sprake van een normale reactie als:
- de momenten van wanhoop en somberheid wisselen;
- er ook momenten zijn waarop de oudere even kan genieten, waardoor de somberheid niet zo erg is;
- de oudere in staat is om na een aantal weken het evenwicht weer beetje bij beetje te hervinden.

12.3 Depressie, wat is het precies?

Stemming wisselt, dat weet iedereen. Soms kan het gebeuren dat die stemming langdurig en heel erg niet in overeenstemming is met datgene dat je logisch gezien zou verwachten. Als er dan naast die sombere of wanhopige stemming ook nog andere symptomen aanwezig zijn, zoals een slaapprobleem of gebrek aan eetlust en teruggetrokken gedrag, dan kan dat erop wijzen dat er sprake is van een psychische stoornis.

Nu is het nog niet zo eenvoudig om het onderscheid tussen 'normaal' en 'abnormaal' te maken. Immers, veel mensen voelen zich om allerlei redenen niet gelukkig, maar zijn ze dan ook depressief? Nee dus, er moet meer aan de hand zijn.

12.3.1 DE DIAGNOSE DEPRESSIE

De diagnose depressie wordt door de arts gesteld. De diagnose is belangrijk om te kijken welke medische behandeling van toepassing is. Voor verzorgenden die te maken krijgen met ouderen met depressieve klachten is het belangrijk om de verschijnselen te observeren en te rapporteren en dit in te brengen in het multidisciplinair overleg (MDO).

Kenmerken van een depressie
Bijna elke dag:
- verdrietig, leeg, down; sombere gelaatsuitdrukking;
- interesseverlies;
- verlies van eetlust, gewichtsverandering;
- moeite met in- of doorslapen;
- snel geïrriteerd, vijandige houding of juist geremd en apathisch;
- moe en lusteloos, verlies van energie;
- schuldgevoelens en gevoelens van waardeloosheid;
- zich moeilijk kunnen concentreren en/of beslissingen kunnen nemen;
- telkens aan de dood denken of dood willen.

Deze symptomen belemmeren het dagelijks functioneren.

Gebaseerd op: DSM-IV-criteria, APA, 2000.

12.3.2 GEVOELIGHEID VOOR DEPRESSIE

Bij mensen die eenmaal eerder een depressie hebben gehad, ontwikkelt zich een gevoeligheid waardoor ze meer risico lopen om nog een keer een depressie te krijgen. Naarmate een depressie in iemands leven vaker is voorgekomen, neemt het risico dat zij opnieuw voorkomt alleen maar toe. Ook kan depressie erfelijk zijn.

Deze gevoeligheid is vooral gekoppeld aan bepaalde stressvolle gebeurtenissen. Verlies van een partner, werk of gezondheid zijn veelvoorkomende stressvolle gebeurtenissen die een depressie in de hand kunnen werken. Het gaat vooral ook om die gebeurtenissen die sterk verbonden zijn met het gevoel van waardigheid. 'Wie ben ik nog zonder mijn man, werk, gezondheid...?'

Geheugenproblemen kunnen het gevoel van menselijke waardigheid ernstig aantasten, zeker als de diagnose dementie is gesteld. Ook aanhoudende chronische pijn zonder uitzicht op herstel kan mensen een bijzonder machteloos en hulpeloos gevoel geven. Het niet meer in staat zijn om de eigen boontjes te doppen, kan heel erg zijn voor mensen. Helemaal voor diegenen voor wie dit tijdens het leven juist heel belangrijk was. Als er dan in de omgeving weinig of geen mensen zijn die in staat zijn om deze gevoelens van stress te begrijpen en te helpen verzachten of te compenseren, dan kan het leven heel erg pijn gaan doen.

Onbehandelde depressie verhoogt het risico op het krijgen van andere ziekten en kan leiden tot de dood. Het heeft bovendien een grote invloed op het gevoel van welbevinden van de oudere.

12.3.3 HOE UIT DEPRESSIE ZICH? HET DOOLHOF VAN OORZAAK EN GEVOLG

Depressie kan zowel plotseling als meer geleidelijk ontstaan. Juist in dit laatste geval wordt de diagnose nogal eens over het hoofd gezien. Vooral als tegelijk ook sprake is van een chronische aandoening, zoals dementie, incontinentie of slecht ter been zijn, is vaak de verwachting dat de stemmingsklachten wel met een van deze aandoeningen te maken zullen hebben. Dat is niet zo raar, want veel ouderen krijgen door de depressieve klachten juist meer last van al die bestaande aandoeningen.

Een oudere die af en toe incontinent is, zal als er ook sprake is van depressie eerder vaker dan minder vaak incontinent zijn. Simpelweg omdat het te veel moeite kost om alweer naar het toilet te gaan, zo van: 'Ach wat geeft het ook.' Ondertussen neemt het gevoel van eigenwaarde af, want: 'Wie ben ik nog als ik net als een baby een luier nodig heb?' Op een vergelijkbare manier kan dat werken met valproblemen. Een oudere die moeilijk ter been is en ook last heeft van depressie, valt sneller doordat de concentratie vermindert. Zo heeft een oudere met dementie en depressieve gevoelens ook vaak meer last van geheugenstoornissen, ook weer vanwege de gevoelens van vermoeidheid en verminderde concentratie.

Oorzaak en gevolg lopen dus ook bij deze combinaties van aandoeningen door elkaar.

12.3.4 ZIEKTEN DIE DE AANZET TOT EEN DEPRESSIE KUNNEN GEVEN

Sommige aandoeningen vergroten juist de lichamelijke gevoeligheid voor een depressie, bijvoorbeeld doordat het hersengebied waar een depressie ontstaat ook van invloed is op een andere ziekte. Dit geldt voor ziekten als multiple sclerose (MS), de ziekte van Parkinson, andere vormen van dementie en CVA.

Maar ook voor ziekten die te maken hebben met hormonen, zoals schildklieraandoeningen, of infectieziekten en immuunsysteemziekten, zoals reuma, of gebrekziekten, zoals een vitamine B12-tekort of bloedarmoede. Voor al deze aandoeningen geldt dat zolang ze onopgemerkt en onbehandeld blijven, ze aanleiding kunnen geven tot (ernstige) depressie.

12.3.5 LICHAMELIJKE KLACHTEN WAAR GEEN DUIDELIJKE OORZAAK VOOR IS

Ouderen herkennen zelf lang niet altijd de oorzaak van het gegeven dat ze minder plezier in het leven beleven en neerslachtig zijn. Vaak gaan deze gevoelens gepaard met spanningshoofdpijn, slapeloosheid, buikpijn of 'zich gewoon niet lekker voelen'. Deze klachten hebben dan een psychische oorzaak. Het zich niet lekker voelen kan reden zijn om in bed te blijven liggen. In bed liggen levert het probleem op dat men minder eet, drinkt en beweegt, waardoor dan vanzelf obstipatie ontstaat. Hiermee is dan ook een (nieuwe) lichamelijke oorzaak ontstaan, waardoor de buikpijn wordt onderhouden.

En ook dan weer lopen oorzaak en gevolg door elkaar.

12.3.6 SOCIALE EN ECONOMISCHE OMSTANDIGHEDEN

Armoede, een slechte woonomgeving, geen middelen ter beschikking hebben om de gevolgen van lichamelijke beperkingen te ondervangen en het leven te veraangenamen (bijvoorbeeld een rollator of scootmobiel), maken het leven moeilijker. Dat is nog meer het geval als er geen sociale contacten zijn die het lijntje met de buitenwereld vormen. Sociale steun is een heel belangrijke beïnvloedende factor. Telkens weer blijkt uit onderzoek hoe belangrijk het voor mensen is om deel uit te maken van een groep. Depressies komen dan ook weinig voor bij mensen die een uitgebreid sociaal netwerk hebben, maar des te meer bij mensen met weinig sociale steun.

12.3.7 MEDICIJNEN EN ALCOHOL

Het wordt er niet eenvoudiger op, want ook groepen medicijnen kunnen een depressie in de hand werken. Omdat veel ouderen behoorlijk wat medicijnen gebruiken, lopen zij ook meer risico op bijwerkingen. Medicijnen waarvan bekend is dat ze deze bijwerkingen kunnen hebben zijn: sommige zware pijnstillers (opioïde middelen), medicijnen om angst te dempen (benzodiazipinen), slaapmiddelen en antipsychotica, zeker als deze middelen vaker dan op doktersvoorschrift worden gebruikt. Ook het gebruik van grote hoeveelheden alcohol kan depressieve gevoelens in de hand werken.

12.4 Depressie, hoe stel je het vast?

12.4.1 LICHAMELIJK ONDERZOEK

Het is altijd de arts die de diagnose depressie vaststelt. Artsen zoals geriaters en ouderenpsychiaters zijn gespecialiseerd in complexe medische problemen bij ouderen. Om een depressie bij een oudere te kunnen vaststellen, is het nodig om kennis te hebben van alle lichamelijke, psychische en omgevingsfactoren die een beïnvloedende rol spelen bij het ontstaan van de ziekte. Juist het vinden van de exacte oorzaak is voor de behandeling van groot belang.

De arts kan vaak niet zonder de informatie van de mensen uit de omgeving van de depressieve oudere, bijvoorbeeld de partner en kinderen, maar ook het verzorgend personeel.

Een onderdeel van het vaststellen van de aandoening bij ouderen is een bloedonderzoek, waarbij naar afwijkingen wordt gezocht die kunnen duiden op een lichamelijke ziekte die een depressie in de hand kan werken (bijvoorbeeld een vitaminegebrek).

12.4.2 SCREENING EN OBSERVATIE

De arts, psycholoog of verpleegkundig specialist kan in een gesprek met de oudere en zijn of haar contactpersoon gebruikmaken van een aantal lijsten die behulpzaam kunnen zijn om de diagnose depressie te kunnen stellen.

Verzorgenden kunnen observeren hoe het met de oudere gaat door op kenmerken van een depressie (zie paragraaf 12.3.1) te letten. Als de signalen nieuw zijn, is het belangrijk de arts hiervan op de hoogte te stellen. Rapporteer bevindingen in het zorgdossier en zie eroptoe dat als er sprake is van een depressie een plan wordt uitgevoerd dat met de oudere zelf en de contactpersoon is besproken en in het MDO is vastgesteld.

12.5 Behandeling en begeleiding van de depressieve oudere

Depressie is een ziekte die kan variëren in ernst. Je kunt het vergelijken met een meetlat of schaal met waarden van 0 tot en met 10. Bij 0 is er geen sprake van een depressie en bij 10 gaat het dan om de ernstigste vorm. Het hangt af van de ernst van de depressie welke behandeling van toepassing is.

In alle gevallen hangt er heel veel af van de relatie die de mensen in de omgeving weten op te bouwen met de depressieve oudere. Juist in het begin van de depressie valt de meeste winst te behalen.

Dat valt echter nog niet mee. De omgang met ouderen die depressief zijn, is niet eenvoudig en kan leiden tot gevoelens van schuld en machteloosheid. Het lijkt wel alsof je het nooit goed doet. De oudere heeft tegenovergestelde boodschappen, namelijk: 'Ik kan het zelf niet, je moet me helpen' en: 'Je doet het niet goed (of je doet te weinig je best)' of: 'Op zo'n manier kun je me niet helpen.' Bovendien kan dat gepaard gaan met de bedoeling om de ander persoonlijk te kwetsen. Agressie dus, meestal met woorden.

Het is echter belangrijk om te beseffen dat de oudere niet met opzet moeilijk in de omgang is. De oudere is letterlijk de weg kwijt in het leven en voelt zich diep ongelukkig zonder het vooruitzicht dat dit weer opklaart.

12.5.1 DEPRESSIE IS MEESTAL SUCCESVOL TE BEHANDELEN

Als op tijd een diagnose gesteld kan worden, dan zijn er zeker behandelmogelijkheden voor een depressie. Ongeveer 60% van de ouderen die lijden aan een depressie geneest.

De ernst en complexiteit bepalen de aard van de behandeling. Bij ernstige vormen is het nodig dat een oudere wordt opgenomen in een psychiatrisch ziekenhuis of op een geriatrische of psychiatrische afdeling van een algemeen of academisch ziekenhuis. Poliklinische behandeling is ook mogelijk. De oudere blijft dan thuis en komt op afspraak naar het ziekenhuis voor therapie, of om te evalueren of de medicatie werkt. Ook komt het voor dat de huisarts of verpleeghuisarts de oudere met een depressie behandelt.

12.5.2 MEDICIJNEN

Het blijkt dat mensen met een depressie een tekort aan bepaalde stoffen in de hersenen te hebben. Deze stoffen (serotinine en noradrenaline) spelen een rol bij het overbrengen van een boodschap van het ene naar het andere gedeelte van de hersenen. Het gaat om de boodschappen die te maken hebben met de stemming, pijn, angst, slapen en agressie. Daarom ondervinden mensen die lijden aan een depressie juist op deze gebieden problemen.

De arts kan verschillende soorten antidepressiva voorschrijven, waarvan de werking is gebaseerd op het optimaliseren van de opname van serotinine. Antidepressiva werken niet meteen nadat ze zijn ingenomen. Bij ouderen kan het tot wel zes weken duren voordat de werking merkbaar wordt. Het medicijn moet dus de kans krijgen om tot werking te komen en soms duurt het wel drie maanden voordat het maximale resultaat wordt bereikt.

Aan antidepressiva kun je niet verslaafd raken en de medicijnen verliezen hun werkzaamheid niet na langdurige inname. Als de oudere op een gegeven moment met de medicijnen mag stoppen, dan moet dit geleidelijk gebeuren. Wie plotseling stopt, kan ontwenningsverschijnselen krijgen (angst, agitatie, slapeloosheid) en dit kan aanleiding zijn voor een terugval.

12.5.3 PSYCHOTHERAPIE

Als een oudere niet over het verlies van een dierbare heen kan komen of telkens weer tegen hetzelfde soort problemen oploopt waaronder zijn of haar stemming te lijden heeft, is mogelijk psychotherapie aangewezen. Hierbij leert de oudere om op een andere manier naar de problemen te kijken. Voor psychotherapie moet de oudere in staat zijn om nieuw gedrag aan te leren en ook gemotiveerd zijn om er zelf mee aan de slag te gaan. Psychotherapie duurt een paar maanden.

12.5.4 ELEKTROCONVULSIETHERAPIE (ECT)

De laatste stap in de behandelmogelijkheden is elektroconvulsietherapie (ECT). Zestig procent van de ouderen die lijden aan zeer ernstige vormen van een depressie en niet goed reageren op medicijnen heeft baat bij deze behandeling. In tegenstelling tot vroeger is de behandeling nu veel minder ingrijpend voor de patiënt. Als de therapie aanslaat, is de gewonnen kwaliteit van leven voor de patiënt opmerkelijk groot. ECT vindt plaats in het ziekenhuis.

12.6 Wat kunnen verzorgenden doen?

De rol die verzorgenden in de zorg voor ouderen met een depressie kunnen spelen, is in hoge mate afhankelijk van hun mogelijkheid om een relatie met de oudere op te bouwen. In de volgende subparagrafen komt aan de orde welke aspecten daarbij van belang zijn.

12.6.1 CONTACT BLIJVEN HOUDEN EN MERKBAAR IN DE RELATIE BLIJVEN GELOVEN

Ook al is dementie een heel andere ziekte, op het vlak van contact verschilt de benadering niet zo veel. Het allerbelangrijkste bij beide aandoeningen is dat de band met de buitenwereld, met geliefden en dierbaren, zo veel mogelijk blijft bestaan. Dat vraagt vaak nogal wat van de omgeving.

Maar voor wie zelf de moed heeft opgegeven, is het vaak ondraaglijk om te bemerken dat de omgeving hem of haar ook aan het opgeven is. Depressie is écht een ziekte, maar wel een ziekte met goede genezingskansen. Erbij blijven horen is voor elk mens belangrijk, maar voor de depressieve oudere een ontzettend belangrijke voorwaarde voor herstel. Daarom is het zo belangrijk om de relatie te blijven onderhouden, ook al moet dat een tijdje van één kant komen. De verzorgende kan dit voor zichzelf als uitgangspunt nemen en ook de mantelzorgers hierin ondersteunen.

Omdat het zo essentieel is, maar tegelijk ook zo zwaar kan zijn, is het goed om te onderzoeken wat er gedaan kan worden om het vol te kunnen blijven houden. Bijvoorbeeld door de zorg en lasten te verdelen, af te wisselen en met teamgenoten te praten over gevoelens zoals onmacht, irritatie en schuldgevoel.

Probeer onmacht zeker niet af te reageren op de oudere zelf. Laat juist merken dat je niet wilt veroordelen. De symptomen zeggen namelijk niet zoveel over de persoon, maar over de ziekte waaraan deze lijdt.

12.6.2 HULP EN STEUN

Help bij de lichamelijke verzorging als dit nodig is. Met zachte bewuste aanrakingen tijdens het wassen kun je ook zonder woorden contact maken en investeren in de relatie. Laat blijken dat je er wilt zijn voor de oudere. Door bijvoorbeeld nagels te knippen en haren te verzorgen, ook al geeft de oudere aan hier geen behoefte aan te hebben. Het maakt voor de oudere namelijk wel uit als hij of zij merkt dat een ander bereid is hierin wel te investeren.

12.6.3 STAP VOORUIT: PRETTIGE DINGEN DOEN

Wanneer wordt bereikt dat de oudere zich kan ontspannen, is een kleine succesfactor toegevoegd in het onderling contact. Dat kan door bijvoorbeeld op gezette tijden even alle tijd en aandacht vrij te maken, bijvoorbeeld voor uiterlijke verzorging of door een gesprek te beginnen over een onderwerp dat de oudere prettig vindt. Oude herinneringen ophalen aan gebeurtenissen waarvan de oudere geniet, zoals vakanties, hobby's of hoe het was toen de kinderen nog klein waren. Maar praten hoeft niet per se. Tien minuten wandelen, terwijl de oudere merkt dat je er echt voor kiest om aandacht en steun te geven, kan voor de oudere al het moment van de dag zijn om naar uit te kijken. Overigens heeft onderzoek aangetoond dat zonlicht kan helpen bij de bestrijding van depressies, vooral bij ouderen. Op de site van het Nederlands Huisartsen Genootschap (NHG) op Artsennet (zie link aan het eind van dit hoofdstuk) is hierover een artikel te vinden.

Natuurlijk hebben ook mantelzorgers, familieleden en vrijwilligers een belangrijke rol in het zo veel mogelijk helpen veraangenamen van het leven van de oudere. Neem succesmomenten zo veel mogelijk op in het dagprogramma.

12.6.4 STAP TERUG: STRESS

Voor depressieve mensen is een voorspelbare dagindeling een steun. Het geeft letterlijk houvast om weer grip op het leven te krijgen. Onverwachte dingen, bijvoorbeeld als onaangekondigd een prettige afspraak niet doorgaat, kunnen een flinke stap terug in de opgebouwde relatie betekenen. Andere voorbeelden van stappen terug, zeker omdat de ochtendstart voor depressieve ouderen al zo moeilijk is, zijn: koud waswater en gehaast en 'instrumenteel' wassen. Ook pijn is een voorbeeld van een stressvolle omstandigheid waar mogelijk aan te doen is (zie hoofdstuk 9).
Stress is een factor waar juist de oudere die last heeft van een depressie, heel moeilijk overheen kan stappen.

12.6.5 STIMULEREN EN MOTIVEREN

Depressieve ouderen zijn niet de gemakkelijkste mensen in de omgang. Zij zijn er vaak van overtuigd dat niets hen meer kan helpen en dat alles verloren is.
Probeer een conflict te vermijden en ga geen discussies aan, want die verlies je op voorhand.
Probeer 'door een achterdeur binnen te komen', want wie erin slaagt dat de oudere zich prettig voelt en zo min mogelijk stress ervaart, zoals hiervoor beschreven, is al een heel eind op de goede weg.

12.6.6 ACTIEVE FOTO'S

Het bekijken van de laatste foto's waarop de oudere actief te zien is kunnen een stimulans voor hem of haar vormen. Als het even kan staat de oudere daarop als een ontspannen persoon, van toen de depressie nog niet zo'n groot probleem was. Bijvoorbeeld een foto van een wandeling, een gezellig etentje of tijdens een bezoek van de kleinkinderen. Vergroot deze foto's en hang ze voor de oudere en het bezoek zichtbaar op in de kamer (zie figuur 12.1).

12.6.7 DAGSTRUCTUUR

Een normaal dagritme is belangrijk om de draad van het leven weer op te pakken. Op tijd uit bed komen, wassen, aankleden, ontbijten, naar

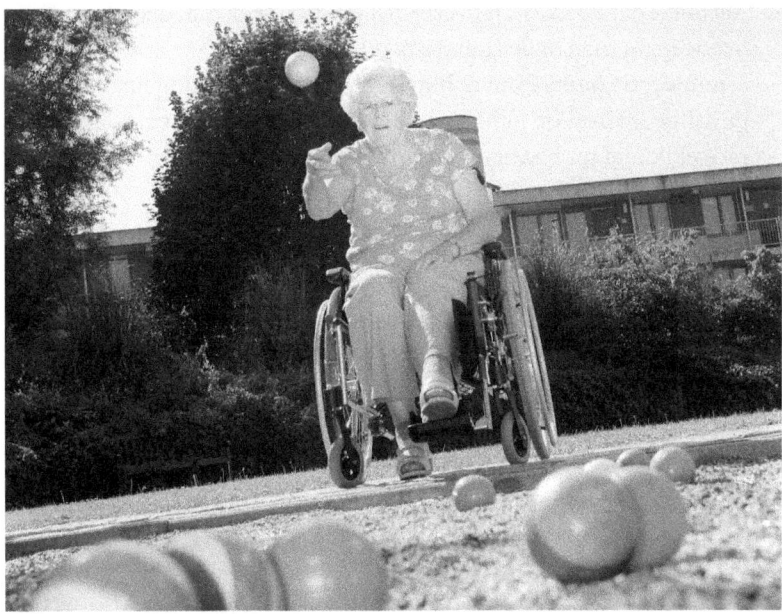

Figuur 12.1 Een actiefoto kan helpen de moed erin te houden.

het toilet gaan, dat soort dingen. Maak een soort rooster met tijden waar de oudere zich aan vast kan houden. Kom afspraken na, want dat maakt de kans groter dat een dergelijk schema goed gaat werken.
Laat blijken dat je weet hoe moeilijk het is voor de oudere om bijvoorbeeld op te staan, maar dat jij er toch voor bent gekomen om hierbij te helpen. Laat je niet te gemakkelijk wegsturen.
Als dit lijkt te gaan lukken, laat dan blijken hoe blij je hiermee bent. Dit zijn voor de oudere vaak de eerste zonnestraaltjes achter het dikke pak wolken en jij bent dan op de goede weg.

12.6.8 WAT NOG MEER?

- Houd gewicht, slaappatroon, vocht(inname), voeding en ontlasting in de gaten.
- Zijn er signalen van overmatig alcoholgebruik, meld dit dan.
- Trek aan de bel bij de arts als je je zorgen maakt, bijvoorbeeld bij de dreiging dat de oudere zelfmoord wil plegen.
- Houd zo veel mogelijk zicht op de lichamelijke hygiëne van de oudere.
- Let erop dat de medicijninname goed is.
- Als de oudere last heeft van concentratie- en geheugenverlies, help hem of haar herinneren, maak lijstjes, een agenda een dagkalender of geef deze tip aan de naasten.

- Als blijkt dat de naasten overbelast dreigen te raken, geef dan in overweging dit aan de (huis)arts te vertellen.
- Stimuleer de oudere om te blijven bewegen. Beweging heeft een gunstige invloed op lichaam en psyche, terwijl door inactiviteit de mogelijkheid tot bewegen op den duur verdwijnt.

Meer lezen?

NIVEL, Verpleeghuis Waerthove. Richtlijn Het begeleiden van mensen met dementie die depressief zijn, hoofdstuk 2: De Plezierige-Activiteiten-Methode. Richtlijn voor verzorgenden. Utrecht, 2004.

Websites

www.ggzrichtlijnen.nl. Hier zijn richtlijnen te vinden over psychische stoornissen, onder meer over depressie (bij ouderen).
www.nhg.artsennet.nl. Via de zoektermen 'ouderen' en 'depressie' is praktische informatie te vinden, onder meer over de heilzame werking van zonlicht.
www.ouderenpsychiatrie.nl. Onder Dossiers/Stemmingsstoornissen onder andere ook de screeningslijsten voor de herkenning van depressie, waaronder de geriatrische depressieschaal (GDS).
www.trimbos.nl. Aanvullende informatie en mogelijkheden om boekjes en brochures te bestellen.
www.youtube.com. VRT - Koppen: Zelfdoding bij ouderen 170508.

13 Probleemgedrag, vroege herkenning biedt de meeste kans op herstel

13.1 Inleiding

Rusteloosheid, dwalen, apathie, claimen, agressie, continu lawaai maken en ontremd gedrag met eten of op seksueel gebied. Allemaal voorbeelden van gedrag dat als probleemgedrag bekendstaat.

> Probleemgedrag is al het gedrag van de patiënt dat door deze patiënt en/of door de omgeving als moeilijk hanteerbaar wordt ervaren.
>
> (NVVA-richtlijn probleemgedrag, 2008)

Probleemgedrag is voor de oudere meestal geen vrije keuze en de oudere lijdt daar vaak zelf het meest onder. Probleemgedrag kent, als het onopgelost blijft, vooral verliezers. De oudere lijdt vaak aan stress en verlies van kwaliteit van leven. Maar een dergelijke uitwerking heeft dat gedrag ook op de omgeving (naasten, medebewoners, personeelsleden) die letterlijk niet om het gedrag heen kan. Bij de anderen bestaat vaak irritatie, onmacht, boosheid en schuldgevoel omdat ondanks alles wat men probeert, het niet lukt om het probleemgedrag te veranderen.
Juist bij probleemgedrag geldt ook weer dat vroegtijdige herkenning de meeste kans biedt op herstel van de situatie.

> **Mevrouw Klaassen vindt geen rust**
> Bij binnenkomst in het verpleeghuis is mevrouw Klaassen al te horen. Ze loopt door de gangen en roept telkens dezelfde zin. 'Pietje, kom me toch halen, och Pietje...'
> Ze doet dit met luide stem en doordat ze de hele dag en ook soms 's nachts aan het roepen blijft, klinkt haar stem ondertussen ras-

pend en gebroken. Bij veel mensen die dit horen lopen de rillingen over de rug, zo onaangenaam is het.

Mevrouw Klaassen woont sinds twee jaar in een psychogeriatrisch verpleeghuis. Ze is 78 jaar en nooit getrouwd geweest. Pietje is haar broer. Vanwege haar moeilijke gedrag krijgt mevrouw Klaassen steeds minder bezoek. Alleen Piet komt elke week zijn zus bezoeken. Voor hem wordt de wekelijkse gang naar het verpleeghuis steeds zwaarder. Afgezien van het feit dat hij ruim vijftien jaar ouder is, lijdt hij aan ernstige hartklachten. Het beroep dat zijn zus op hem doet, wordt hem te veel.

Mevrouw Klaassen heeft naast het roepgedrag ook last van loopdrang. De hele dag loopt ze door de gangen van de afdeling waar ze woont. Op zich is ze goed ter been en weet ze steun te vinden als ze moe wordt, maar ze put zichzelf uit. Ze komt niet aan eten toe en kan in de stoel geen moment rust vinden. Als de avond vordert, is mevrouw Klaassen de laatste die in bed moet worden geholpen. Dat moet met hulp van twee verzorgenden, want mevrouw Klaassen verzet zich om naar bed te gaan. Als ze in bed ligt, is er een Zweedse band voor nodig om mevrouw Klaassen in bed te houden. Als mevrouw Klaassen eenmaal vast in bed ligt, gaat ze nog harder roepen. Haar krijsen gaat door merg en been. Daarom ligt ze op een geluidichte kamer.

Niet al het onderzoek naar de frequentie van probleemgedrag bij ouderen is met elkaar te vergelijken, wel is duidelijk dat probleemgedrag vaak voorkomt. Het legt daarmee een zware druk op zorgsituaties. Veelvoorkomend probleemgedrag is rusteloosheid, aandacht vragen, het herhalen van zinnen, vloeken, dwalen, klagen, herhalen van gedrag en het telkens vastpakken van de ander. Minder vaak voorkomend gedrag is vreemde geluiden maken, zich verkeerd kleden, weglopen, verkeerd gebruik van voorwerpen, hamsteren, gillen, verstoppen van voorwerpen of slaan.

13.2 Hoe ontstaat probleemgedrag?

De oorzaken van probleemgedrag liggen op meerdere terreinen. Dementie is er slechts één van en dat is dan vrijwel nooit de enige oorzaak.

13.2.1 GEDRAG IS EEN POGING OM EVENWICHT TE BEWAREN

Probleem met opvangen en verwerken van signalen

Gedrag hangt samen met controle houden over de eigen situatie. Mensen zoeken onbewust naar de betekenis van de eigen gevoelens en proberen deze te begrijpen en in balans te brengen met de signalen die ze van de omgeving opvangen.

Bij mensen met probleemgedrag gaat er iets mis met het vinden van deze balans. Dat ontstaat doordat er met het opvangen van signalen uit de omgeving iets misgaat of omdat het verwerken van de signalen in de hersenen een probleem vormt. Dit laatste kan gebeuren omdat de hersenen beschadigd of tijdelijk ontspoord zijn, zoals bij een delier.

Elkaar beïnvloedende factoren

Probleemgedrag ontstaat onder invloed van factoren die elkaar onderling beïnvloeden. Daartoe behoort de persoonlijkheid van de oudere, maar ook sociale, lichamelijke en psychische factoren spelen in hun onderlinge samenhang een rol.

Probleemgedrag komt vaker voor bij ziektebeelden die in de vorige hoofdstukken beschreven zijn, zoals delier, dementie en depressie. Ook na een CVA kan probleemgedrag ontstaan. Daarnaast zie je het bij mensen die aan de ziekte van Parkinson of het syndroom van Korsakov lijden. Ook mensen die veel moeite hebben om hun gedrag aan te passen aan de gevolgen van hun vaak chronische ziekte, kunnen last krijgen van probleemgedrag.

Veel hangt af van de mate waarin de omgeving reageert op het probleemgedrag. Dat geldt voor thuis, in een verzorgingshuis of verpleeghuis. De mate waarin de omgeving (eigen kinderen, kleinkinderen, buren, medebewoners, het personeel) op het afwijkende gedrag reageert, is van groot belang en kan nogal verschillend zijn.

In de Richtlijn Probleemgedrag (NVVA, zie Meer lezen?) staat een aantal omgevingsfactoren die van invloed zijn op het ontstaan van probleemgedrag (zie onderstaand kader).

Omgevingsfactoren die probleemgedrag beïnvloeden

- Wijze van omgang van de familie met de patiënt, bijvoorbeeld betutteling en ontkenning
- Gedrag van medepatiënten, zowel spontaan gedrag als hun reactie op het probleemgedrag; liefdevolle correcties of opmerkingen als: 'Hé, houd je bek toch eens'
- Houding, deskundigheid en gedrag van de medewerkers

- Het al dan niet aanwezig zijn van een huiselijke sfeer
- De grootte van de leefgroep
- Een al dan niet bij de patiënt passend dagritme
- Mogelijkheden voor de patiënt om zich terug te trekken of om persoonlijke gewoonten voort te zetten
- Bouwkundige staat van het huis: bewegingsruimte, afgesloten deuren, niet naar buiten kunnen, meerpersoonsslaapkamers

Meneer Visser uit schunnigheden

Meneer Visser woont op een somatische afdeling van een verpleeghuis. Drie jaar geleden heeft hij een hersenbloeding gehad en sindsdien is hij hulpbehoevend en is ook zijn persoonlijkheid veranderd. Meneer Visser heeft hulp nodig bij het uit bed komen, het wassen en kleden en het naar toilet gaan. Op zich is dat geen probleem, ware het niet dat meneer Visser heel vaak een beroep doet op het verzorgend personeel. Hij belt tussen de tien en twintig keer op een dag voor een hulpvraag. Ook belt hij voor hulp bij kleine dingen die hij ook zelf zou kunnen doen. Vooral als sommige vrouwelijke verzorgenden dienst hebben, belt hij vaker. Regelmatig maakt meneer Visser dan seksueel getinte opmerkingen en laat hij duidelijk merken behoefte te hebben aan seksueel contact. Hij spreekt in taal die als schunnig wordt ervaren en toont soms openlijk zijn geslachtsdelen.

Het zijn vaak de verzorgenden die als eersten opmerken dat er sprake is van probleemgedrag en die dit aan de arts melden.

13.3 Wat kun je eraan doen?

Allereerst is het belangrijk helderheid te krijgen over de aard en omvang van het probleem: sinds wanneer het er is, wanneer het gebeurt, hoe lang het duurt, hoe vaak en, indien bekend, waardoor het wordt uitgelokt. Allemaal vragen over het hoe en het waarom. Wat wil de oudere met het gedrag duidelijk maken? In het antwoord op deze vraag, ligt tevens de oplossing van het probleem.

13.3.1 SAMENWERKING IS CRUCIAAL

Voor de oplossing van probleemgedrag is het belangrijk dat de verzorgenden er niet alleen voor staan. Juist bij probleemgedrag is samenwerking met alle betrokkenen van groot belang. Zowel de arts, de psycholoog, naasten van de oudere als de verzorgenden moeten hun krachten bundelen. Hoe eerder het lukt om op de eerder vermelde vragen antwoord te krijgen, hoe groter de kans dat er een interventie of benaderingswijze gevonden wordt die het probleem wegneemt of verzacht.

Belangrijk is ook dat leidinggevenden begrijpen hoe belastend het voor verzorgenden kan zijn om in omstandigheden te werken waar veel probleemgedrag voorkomt. Als er in een instelling uitzonderlijk veel probleemgedrag voorkomt, zegt dit vooral ook iets over de manier van leiding-geven.

13.3.2 VROEGE HERKENNING VAN PROBLEEMGEDRAG

Voorkomen is beter dan genezen. Dat geldt zeker ook voor probleemgedrag. Met name omdat probleemgedrag, vooral in instellingen, besmettelijk kan zijn. Als er één of meerdere ouderen met hun gedrag een groot beroep doen op het incasseringsvermogen van de omgeving kan de stress hoog oplopen. Zeker wanneer sommige ouderen aandacht tekortkomen omdat anderen een bovengemiddeld beroep op de verzorgenden doen, bestaat het risico dat bij hen ook probleemgedrag ontstaat. Om die reden is het van belang bij te houden of en zo ja in welke vorm en frequentie het probleemgedrag voorkomt zodra het wordt opgemerkt. De vragen in onderstaand kader (afkomstig uit de NVVA-richtlijn Probleemgedrag) kunnen hierbij behulpzaam zijn.

Beschrijving
- Welk probleemgedrag zie je?

Duur en frequentie
- Sinds wanneer bestaat het gedrag?
- Hoe lang duurt het?
- Hoe vaak komt het voor?
- Op welke tijdstippen komt het voor?

Plaats en omstandigheden
- Waar vindt het gedrag plaats?
- Onder welke omstandigheden treedt het gedrag op?

Wat beïnvloedt het gedrag?
- Zijn er uitlokkende of verergerende factoren aan te wijzen bij de patiënt en/of in de omgeving?
- Zijn er factoren aan te wijzen waardoor het gedrag afnam of zelfs verdween?

Gevolgen
- Voor wie is het gedrag een probleem: de patiënt, medepatiënt, medewerkers en/of familie?
- Welk aspect van het gedrag is dan een probleem?
- Welke gevoelens worden losgemaakt?
- Wat zegt de patiënt zelf over het gedrag?
- Wat is positief/aardig aan deze patiënt?

Verklaring
- Wil de patiënt iets duidelijk maken met het gedrag?
- Is er een verklaring voor het gedrag?

Vroege herkenning en samenwerking zal leiden tot het maken van een gezamenlijk plan dat als doel heeft het probleemgedrag in een zo vroeg mogelijk stadium te helpen voorkomen. In het vervolg van deze paragraaf is weergegeven op welke gebieden winst valt te behalen. Of het plan werkt, is bij uitstek een vraag die verzorgenden eventueel kunnen beantwoorden. Zij staan in veel gevallen het dichtst bij de patiënt.

Vermindert het probleemgedrag? Verbeteren de lichamelijke of psychische problemen? Waaraan merk je dat? Het is belangrijk om de bevindingen over te dragen. Onder meer door dit in het zorgdossier nauwkeurig vast te leggen, het te bespreken in het MDO en natuurlijk niet in de laatste plaats met de patiënt en/of de contactpersonen.

13.3.3 ZIEKTEN EN MEDICIJNEN

Ouderen hebben vaak meerdere chronische aandoeningen tegelijk en vaak ligt een al bestaande lichamelijke of psychische ziekte ten grondslag aan probleemgedrag. Deze aandoeningen maken dat de antenne om signalen uit de omgeving op te pikken minder gevoelig werkt of ze verstoren de informatieoverdracht in de hersenen. Ook de medicijnen die de oudere voor deze aandoeningen gebruikt, kunnen afzonderlijk of in onderlinge samenhang reacties met elkaar aangaan die de zaak behoorlijk op de kop kunnen zetten. Niet alleen chronische ziekten, ook pas ontstane lichamelijke ziekten kunnen het probleemgedrag verklaren. Voorbeelden hiervan zijn ziekten van hart en bloedvaten en infectieziekten, zoals een blaasontsteking (die ervoor kan zorgen dat urine in de blaas achterblijft en daardoor onrust in de hand werkt). Bovendien kunnen slaapproblemen, delier, dementie, depressie, angst en een CVA belangrijke veroorzakers van probleemgedrag zijn.

Pijn
Pijn neemt een aparte plek in. Een aantal van genoemde chronische ziekten veroorzaakt pijn. Ook hierbij speelt een rol dat ouderen pijn vaak op een andere manier waarnemen en uiten (zie hoofdstuk 9). Het gevoel dat bij pijn hoort, namelijk een naar, onrustig en alarmerend gevoel van onheil, is echter wel aanwezig. Wie persoonlijk weet hoe erg pijn kan zijn, kan zich voorstellen dat de oudere een weg zoekt om dit afschuwelijke gevoel te uiten en kwijt te raken.

Medische behandeling
De eerste stap bij de signalering van probleemgedrag is niet voor niets het op de hoogte stellen van de arts. De arts zal namelijk een belangrijke rol innemen bij de beoordeling van de eerdergenoemde beïnvloedende factoren. Het behandelen van onderliggende ziekten, bijvoorbeeld door medicijnen voor te schrijven of juist te stoppen, is een belangrijk vertrekpunt in de aanpak van probleemgedrag. Soms is probleemgedrag hiermee meteen al verholpen, soms ook niet en dan moet er verder worden gekeken.

13.3.4 OMGEVING
Onderprikkeling of juist overprikkeling
Wie de hele dag niets te doen heeft, gaat zich vervelen en bij gebrek aan stimulatie kan het zijn dat men zichzelf of anderen gaat stimuleren om tenminste wat prikkels te krijgen. Misschien herken je dit. Bijvoorbeeld als je in een benauwd lokaal een oersaaie les volgt en moet stilzitten en luisteren, terwijl je eigenlijk met vrienden door de stad wilt lopen. Hoe langer dit soort lessen duren, des te baldadiger je wordt.
Dit gaat niet alleen op bij mensen, ook bij dieren komt het voor. Wie in de dierentuin wel eens bij de ijsberen, leeuwen, olifanten of een andere diersoort heeft staan kijken, weet dat die zich ook afwijkend gaan gedragen als de behuizing of leefomgeving niet past bij de aard van het dier. Ze lopen doelloos heen en weer, beschadigen zichzelf of anderen, vernielen de boel of maken een hels kabaal.

Ook bij een teveel aan prikkels kunnen er dingen misgaan. De oudere die elk moment van de dag moet voldoen aan verwachtingen die niet haalbaar zijn, bijvoorbeeld omdat de naasten of verzorgers geen rekening houden met zijn aard en aandoeningen kan zich afwijkend gaan gedragen. Dat gebeurt ook als de oudere de hele dag wordt blootgesteld aan het lawaai van andere bewoners, de televisie, de radio of een drukke snelweg waar de kamer aan grenst.

13.3.5 RESPECTVOLLE OMGANG, LEVENSGESCHIEDENIS EN AUTONOMIE

Eerlijk is eerlijk, het is heel moeilijk om als mens vriendelijk en respectvol te blijven als er continu irritatie ontstaat omdat de oudere uit onvermogen geen rekening houdt met de gevoelens van de mensen in de omgeving. Als je dan ook nog hulp moet verlenen, is het voorstelbaar dat de tegenzin waarmee dit gebeurt voor de oudere duidelijk merkbaar is.

Daarmee is de spiraal van probleemgedrag in werking gezet. Want oorzaak en gevolg houden elkaar in stand. De oudere zelf is niet in de omstandigheden om hier verandering in te brengen.

De eerste stap moet van de mensen uit de omgeving komen, maar dat geldt ook voor de volgende stappen.

Levensgeschiedenis en autonomie

Ouderen die door verlies, ziekte en beperking veel hebben moeten opgeven en daarnaast ook voelen dat er aan hun autonomie (zeggenschap en besluitvorming over het eigen leven) geknabbeld wordt, zijn zo'n beetje alles kwijtgeraakt waar ze hun eigenwaarde aan ontlenen. Juist zij kunnen zich dan bijzonder onveilig en onthecht gaan voelen.

Mensen zijn sociale wezens en juist als zij zich kwetsbaar voelen, wordt de fundamentele behoefte om bij iemand anders te horen versterkt.

Kwetsbare ouderen die zich door een ander niet gezien voelen, niet ervaren dat ze ergens bijhoren, maar juist het tegenovergestelde voelen, namelijk dat hun bestaan voor anderen te veel wordt, kunnen hiermee ook hun gevoel van menselijke waardigheid verliezen.

Juist degenen die hun hele leven gewend waren aan achting van anderen kunnen hier veel last van krijgen. Als ze bijvoorbeeld in een rijk gezin werden geboren of directeur van een groot bedrijf zijn geweest, kunnen zij (zonder zich hiervan bewust te zijn) met boosheid en een gevoel van miskenning reageren nu de omstandigheden zo veranderd zijn. Problemen ontstaan vooral bij die mensen die in hun leven geen vaardigheden hebben opgedaan zich aan te passen aan veranderende omstandigheden.

De levensgeschiedenis van mevrouw Klaassen

Mevrouw Klaassen, uit de casus aan het begin van dit hoofdstuk, heeft een zwaar leven achter de rug. Tijdens de Tweede Wereldoorlog, toen de Duitsers de boerderij van haar ouders platbrandden, was ze elf jaar. Haar ouders boden onderdak aan joodse mensen. Met eigen ogen heeft ze gezien hoe haar ouders werden doodgeschoten en haar broers en zussen en de joden werden weggevoerd. Onder hen ook de kleine kinderen met wie ze speelde. Ze heeft gehoord hoe de dieren tekeergingen toen het vuur ze bereikte. Alles wat ze hadden ging in vlammen op. Dat zij en haar broer Piet de catastrofe hebben overleefd, kwam doordat hij haar net op tijd in zijn schuilplaats achter de schuur heeft kunnen meetrekken.

Piet en zij bleven over en deze lotsverbondenheid hebben ze samen het hele leven met zich meegedragen. Zowel Piet als zij is ongetrouwd gebleven.

Nu mevrouw Klaassen dement is en in een omgeving verkeert waar ze zich bedreigd voelt, komen de gevoelens van immense angst en verlorenheid weer terug. Piet is er niet, ze ontmoet vooral boosheid en irritatie en ze wordt vastgelegd in een kamer, alleen. Als er niets verandert zal het probleemgedrag voortduren totdat ze sterft.

Begrip

Begrip is een belangrijk aspect in de benadering van probleemgedrag. Het begint met het begrijpen dat de levensgeschiedenis van ouderen doorgaans veel informatie bevat die waardevol is om probleemgedrag te kunnen plaatsen. Begrip van een ander krijgen, is bijzonder heilzaam en met begrip wordt vaak een belangrijke stap gezet.

Met begrip ontstaat ook ruimte om te denken en afstand te nemen van een al eerder gevormd beeld, bijvoorbeeld door probleemgedrag automatisch aan de persoonlijkheid van de oudere te koppelen.

Het is een mogelijkheid om na te gaan welke onderwerpen belangrijk zijn in iemands leven en houvast kunnen bieden. Dit kan individueel verschillen en daarom is het maatwerk.

De oudere man (of vrouw) die altijd gewend was om macht over anderen te hebben, hoeft niet per se te merken dat dit nu niet meer het geval is. Dat hangt van het begrip en de benadering af. Door aan te geven dat je weet welke posities hij heeft bekleed en te laten merken dat je hier respect voor hebt (en het een eer vindt om voor hem iets te kunnen betekenen), laat je merken dat je hem ziet als de persoon zoals hij graag gezien wil worden.

Dat betekent niet dat hij door zijn positie als mens meer waard is, maar het geeft juist een positie van gelijkwaardigheid. Als deze meneer voelt dat hij met respect en gelijkwaardigheid benaderd wordt, zal hij (onbewust) eerder bereid zijn de grenzen van de ander te respecteren en minder prikkels krijgen om zich koste wat het kost (door probleemgedrag) te laten gelden.

13.3.6 AANGEVEN VAN GRENZEN

Probleemgedrag is grenszoekend gedrag. Dit gedrag komt dicht bij de grens tussen wat je als mens kunt hebben en wat niet.

Meneer Visser die zo uitdrukkelijk zijn best doet om zijn seksuele verlangens te uiten, gaat voor velen te ver. Hij overschrijdt de grens van wat hij van een hulpverlener kan vragen. Het is niet mogelijk om hem daar persoonlijk op aan te spreken, want zijn gedrag komt voort uit een hersenbeschadiging. De oplossing moet dus uit de omgeving komen.

Grenzen aangeven

Grenzen aangeven is belangrijk en dit kan op verschillende manieren.

Het effectiefst is het om op zo'n manier te doen dat meneer Visser voelt dat je niet zijn persoon, maar zijn gedrag afkeurt. Bijvoorbeeld door te zeggen: 'Meneer Visser, u bent een heel aardige man, maar als u me op die manier aanspreekt, vind ik dat niet prettig.' Laat daarna merken dat het echt alleen om het gedrag gaat. Dat kan door te begrijpen dat hij zich misschien wel alleen voelt en graag aandacht wil als hij zo vaak belt. Of dat hij zich verveelt en op zoek is naar een verzetje...

Probeer afspraken met meneer Visser te maken wanneer je tijd hebt om langs te komen. Misschien helpt een dagschema met ingeplande activiteiten hem om afleiding te vinden en van verschillende hulpverleners aandacht te krijgen. Laat het hem weten als je merkt dat hij minder belt en maak duidelijk hoe prettig dit is. Geef zo mogelijk aandacht op momenten dat meneer Visser dit niet verwacht.

De meeste mensen willen graag aardig gevonden worden, behulpzaam zijn en ze vinden het prettig om iets goed te doen. Door naar aanleiding van positief gedrag te laten merken dat je dit waardeert, geeft dat de ander (onbewust) een positief gevoel. Hoe vaker er prettige gevoelens zijn, hoe meer kans dat probleemgedrag uitdooft. Hiermee doe je een beroep op gezond gedrag.

Ouderen en seks
De verzorgende die grenzen aangeeft, reageert op het gedrag van meneer Visser. Die is nadrukkelijk seksueel uitnodigend, voortkomend uit de ontremming als gevolg van een hersenbeschadiging. Overigens speelt ook mee dat oudere mensen zoals meneer Visser net als jongere mensen behoefte hebben aan seks. De arts en psycholoog zouden mee kunnen kijken of er oplossingen mogelijk zijn om het probleem van meneer Visser te benaderen. Dat kan uiteraard ook door in gesprek te gaan met meneer Visser.

13.3.7 BEROEP OP GEZOND GEDRAG

Het probleemgedrag legt de vinger op de zere plek. Omdat er zoveel nadruk op ligt, lijkt het wel alsof de oudere zijn probleemgedrag is. Begrip en respect voor de persoon, voor wie autonomie belangrijk is, zijn belangrijke onderwerpen op de weg terug. Maar je kunt ook een beroep doen op gezond gedrag. Onder de dikke laag van het probleemgedrag ligt misschien wel een prachtig persoon bij wie nog veel mogelijk is. Om hierbij te komen, moet je goed kunnen zien en luisteren en het als sport beschouwen om erachter te komen hoeveel gezond gedrag er nog is. Humor vormt daarbij samen met respect een succesvolle combinatie.

13.4 Haalbare doelen stellen

Al eerder kwam aan bod dat probleemgedrag maatwerk vraagt dat de verzorgende samen met anderen tot stand brengt. Probleemgedrag is heftig, zwaar en kan het uiterste van hulpverleners en vooral de verzorgenden vergen. Toch biedt probleemgedrag ook grote kansen. De handschoen oppakken, die alleen maar zwaarder wordt als deze blijft liggen, kan een enorme impuls zijn voor goede multidisciplinaire samenwerking.
Dus niet meteen verwachten dat ernstig probleemgedrag de volgende week over is, maar met zijn allen (in het multidisciplinair overleg) bekijken wat mogelijk moet zijn. Soms is probleemgedrag niet op te lossen, maar kan het wel een acceptabele plek krijgen binnen de organisatie van de zorgverlening.

De richtlijn Probleemgedrag (zie Meer lezen?) onderscheidt de volgende niveaus:
1 het probleemgedrag verdwijnt;
2 het probleemgedrag vermindert;
3 het probleemgedrag wordt geaccepteerd;
4 het probleemgedrag wordt voorkomen.

Als een doelstelling behaald is, mag dat zeker op passende wijze gevierd worden. Want het betekent dat het gelukt is om onder soms uiterst moeilijke omstandigheden maatwerk te leveren.
Instellingen die hun personeel ondersteunen om op deze manier tegen probleemgedrag aan te kijken, zullen naar alle waarschijnlijkheid minder ouderen met probleemgedrag in huis hebben. Als het in de thuissituatie lukt om probleemgedrag uit te laten doven, zal de oudere minder snel in een instelling hoeven worden opgenomen. En waar het uiteindelijk om gaat, is de kwaliteit van leven voor de oudere.
Terwijl probleemgedrag tot wel 100% kwaliteitsverlies kan leiden, is er al heel wat gewonnen met een paar procenten minder.

Meer lezen?

Dito JC, Stavast T, Zwart DE. Basiszorg, basiswerk niveau 3, boek 1, hoofdstuk 2: Visie op het beroep; hoofdstuk 3: Methodisch werken. Bohn Stafleu van Loghum. Houten, 2008. ISBN 9789031349685.
Multidisciplinair werken aan probleemgedrag. Een multidisciplinaire handreiking bij de NVVA-richtlijn Probleemgedrag. NVVA, 2008. ISBN 9789074785075.
NVVA (nu Verenso). Richtlijn Probleemgedrag. NVVA, 2008. ISBN 9789074785068.

Websites

www.agressieindegezondheidszorg.nl. Geeft informatie hoe je het beste om kunt gaan met agressie bij dementie.
www.zorgvoorbeter.nl. Biedt ondersteuning bij de omgang met grensoverschrijdend gedrag.
www.zorgvoorvrijheid.nl. Via deze site kun je de samenvattingskaart van de richtlijn Probleemgedrag (NVVA, 2008) downloaden.

14 Vrijheidsbeperking: alleen in uiterste gevallen

14.1 Inleiding

Vrijheidsbeperking is het gedwongen inperken van de bewegingsvrijheid, vaak met als doel om letsel te voorkomen. Dat kan bijvoorbeeld door fixatie van een patiënt met een Zweedse band (zie figuur 14.1) om te voorkomen dat de oudere gaat vallen. Fixatie betekent in dit geval 'vastbinden'.

Ook kan er in een andere omstandigheden vrijheidsbeperking aan de orde komen. Denk aan de oudere die thuis woont en niet goed meer voor zichzelf kan zorgen, terwijl hij zich hierop niet laat aanspreken en geen hulp accepteert. Daardoor kan een gevaarlijke situatie ontstaan, voor de oudere zelf, maar ook voor de omgeving. Bijvoorbeeld als de oudere rookt en brandende sigaretten laat liggen en daarmee brandgevaar veroorzaakt. Of wanneer de oudere bedorven etensresten opeet of laat liggen waardoor ongedierte wordt aangetrokken. Als blijkt dat een oudere zich blijft verzetten tegen de pogingen van de omgeving hierbij te helpen, kan een situatie ontstaan waarin gedwongen hulp noodzakelijk wordt.

Vrijheidsbeperking mag niet zomaar. Er zijn wetten die de toepassing ervan regelen. Het gaat hierbij vooral om de WGBO (Wet geneeskundige behandelingsovereenkomst) en de BOPZ (Wet bijzondere opnemingen in psychiatrische ziekenhuizen).

Ondanks deze wetten is er in Nederland een levendige discussie gaande over de genoemde vormen van vrijheidsbeperking, zoals fixatie. Dat is niet voor niets, want uit onderzoek blijkt dat fixatie levensgevaarlijk kan zijn. Ook is bekend dat het voor patiënten die met vrijheidsbeperking te maken hebben gehad, meer kwaliteitsverlies dan winst oplevert. Het middel is dus erger dan de kwaal.

Op schrijnende wijze wordt dit bevestigd door voorbeelden van patiënten die zijn overleden als gevolg van het gebruik van de Zweedse band. In 2008 waren dat er zeven.

Op basis van deze voorbeelden gaan steeds meer zorginstellingen over op terughoudendheid in het fixeren van mensen. In plaats hiervan kiezen verzorgenden in instellingen voor risicobeperkende maatregelen die zo min mogelijk ingrijpend zijn. Voor alle betrokkenen is dan duidelijk dat het risico op vallen niet voor 100% kan worden uitgesloten.

Niet alle instellingen hebben hun beleid naar aanleiding van de discussie over vrijheidsbeperking aangepast. Uit onderzoek blijkt dat nog altijd ongeveer 50% van de bewoners in psychogeriatrische verpleeghuizen te maken krijgt met fixatie, vooral als zij een hoger risico op vallen hebben. Ook in de thuissituatie en in verzorgingshuizen komt vrijheidsbeperking voor.

14.2 Vrijheidsbeperkende maatregelen

Vrijheidsbeperkende maatregelen kunnen bestaan uit afzonderen of vastbinden (fixatie). Andere maatregelen waarbij de vrijheid van de patiënt wordt beperkt, zijn onder meer gedwongen toediening van medicijnen, vocht en/of voeding. Dit kan echter alleen onder bepaalde voorwaarden gebeuren.

14.2.1 AFZONDERING

Afzondering is het buiten de groep plaatsen van een oudere. Sommige instellingen hebben hiervoor speciale eenpersoonskamers. Toezicht is daarbij belangrijk. Dit kan door op vaste tijden te gaan kijken of door camerabewaking. Vanzelfsprekend geldt ook het op slot doen van de deur waarachter iemand verblijft (afdeling of kamer) met de bedoeling de cliënt te beletten weg te lopen, als vrijheidsbeperkend.

14.2.2 FIXATIE

Naast de Zweedse band zijn er nog meer soorten harde en zachte riemen om iemand mee in bed of in de stoel vast te binden (zie figuur 14.1). Ook is het mogelijk mensen met de enkels en polsen vast te leggen en zijn er vesten en trappelzakken die onder het matras van het bed vastzitten en daardoor voorkomen dat mensen uit bed kunnen stappen. 'Bokshandschoenen' kunnen voorkomen dat mensen de vingerbewegingen uit kunnen voeren waarmee katheters, sondes of infusen kunnen worden verwijderd (zie figuur 14.2). Hoge hekken aan weerszijden van het bed (heel gevaarlijk, want mensen klimmen er overheen!) gelden ook als fixatie en zijn dus eveneens vrijheidsbeperkend. Ook kun je een (rol)stoel uitrusten met een eetblad, waardoor degene die erin zit niet meer kan opstaan. Maar als de oudere alles in het werk stelt om vrij te komen, bestaat nog altijd het risico dat hij met stoel en al omvalt.

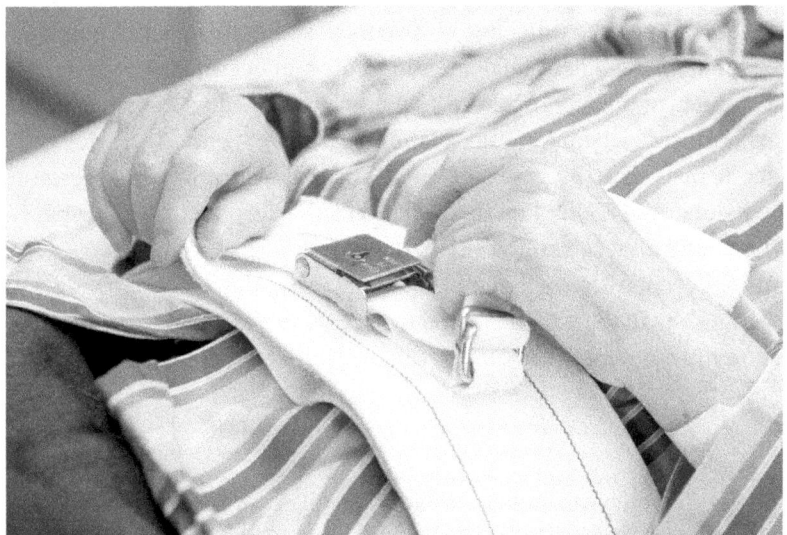

Figuur 14.1 Vrijheidsbeperking is niet zonder gevaar. (foto: Frank Muller)

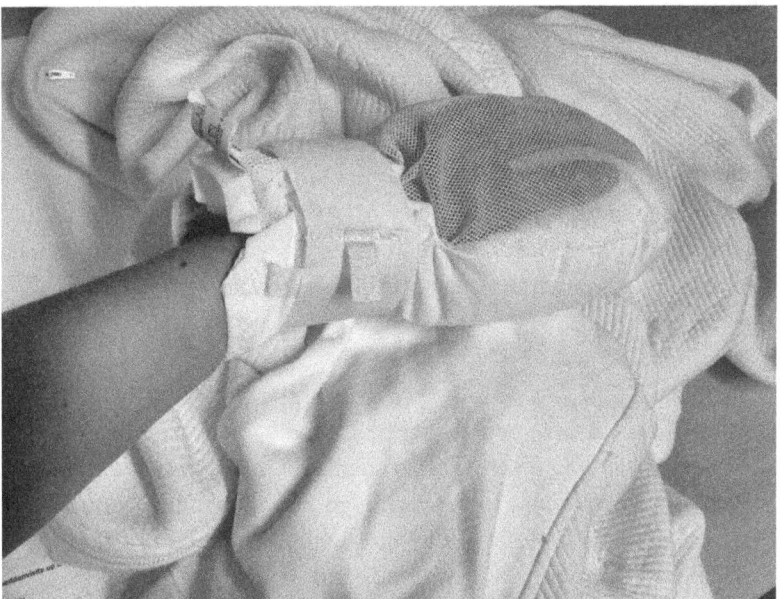

Figuur 14.2 Met 'bokshandschoenen' aan kan de oudere geen katheter of infuus verwijderen.

14.2.3 Medicijnen toedienen zonder toestemming

Let erop dat het nooit is toegestaan de oudere te dwingen of zonder dat deze het weet medicijnen te geven. Dit soort situaties kan ontstaan bij ouderen die lijden aan dementie en die niet begrijpen wat de bedoeling is of bij ouderen die geen medicijnen in willen nemen door achterdocht en agitatie. Vaak gaat het hierbij om gedragsbeïnvloedende medicatie. Bijvoorbeeld om druppels pipamperon (Dipiperon) of haloperidol (Haldol) in de thee of verpulverde pillen als lorazepam (Lorazepam) of risperidon (Risperidal) door de pap.

Als het een multidisciplinaire keus is het wel te doen, dan moet dit vermeld staan in het behandelplan en zorgdossier. Ook de contactpersoon moet het met deze manier van medicatietoediening eens zijn.

14.2.4 Gedwongen toediening van vocht en/of voeding

Bij het weigeren van eten of drinken, terwijl er sprake is van wilsonbekwaamheid, kan ook vrijheidsbeperking plaatsvinden. Behandeling moet dan altijd een reële kans op verhoging van kwaliteit van leven opleveren. Toediening van vocht en voeding onder dwang gebeurt via een neussonde, een infuus of hypodermoclyse.

Binnen de Wet BOPZ (zie paragraaf 14.4) heten al deze onder dwang toegepaste interventies 'middelen en maatregelen'. Ook dit moet eerst worden overlegd met de wettelijke vertegenwoordiger.

14.3 Waarom vrijheidsbeperkende maatregelen?

Vrijheidsbeperkende maatregelen zijn gericht op bescherming van de oudere tegen gevaren. Hierbij dient rekening te worden gehouden met het feit dat het middel soms erger is dan de kwaal.

> **Mevrouw Klaassen wil niet naar bed**
> Mevrouw Klaassen loopt de hele dag rond op zoek naar haar broer Piet. Ze kan niet tot rust komen, ook niet als ze moe en uitgeput raakt waardoor valgevaar dreigt. Ze wil ook niet naar bed. Twee verzorgenden zijn nodig om haar te dwingen rust te nemen. Ze leggen haar vast in de Zweedse band.

Deze casus schetst dat het voorkomen van fixatie nog niet zo gemakkelijk is. Immers, het lijkt alsof er geen keus is. Bij een mevrouw die zo onrustig is dat je er niet op gaat wachten tot ze valt en een heup breekt, is de intentie om haar tegen zichzelf in bescherming te nemen juist heel goed. Alleen, steeds meer onderzoeken stellen vast dat bij vrijheidsbeperking het middel vaak erger is dan de kwaal. De symptomen kunnen juist vergeren en terwijl het de bedoeling is de veiligheid te vergroten, is er juist sprake van levensbedreigende risico's.

14.3.1 BIJ WIE IS VRIJHEIDSBEPERKING NODIG?

Ouderen die opgenomen zijn in een zorg- of medische instelling, een verhoogd valgevaar of waarnemingsstoornissen hebben, onrustig zijn en niet of moeilijk kunnen vertellen wat er aan de hand is, hebben een grotere kans geconfronteerd te worden met vrijheidsbeperking. Ook als er geen valgevaar is, maar de oudere geneigd is om te gaan dwalen, bestaat dit risico.

Ouderen lopen ook een hogere kans op vrijheidsbeperking als mensen in hun omgeving last hebben van hun gedrag door bijvoorbeeld op vreemde plekken te gaan plassen, in het bed van een ander gaan liggen en andermans spullen pakken en niet willen teruggeven. Bovendien kan de vrijheid van ouderen worden beperkt als ze onrustig zijn (bijvoorbeeld door pijn), bij agressie en als ze kalmerende medicijnen of antipsychotica gebruiken. Hierbij geldt dat hoe meer van de genoemde factoren van toepassing zijn, hoe groter de kans op vrijheidsbeperking is.

Mensen die voldoen aan deze rij eigenschappen wonen vooral in de psychogeriatrische verpleeghuizen, maar ook in algemene ziekenhuizen krijgen ouderen met delier zeer regelmatig vrijheidsbeperking opgelegd.

14.4 Wetgeving en vrijheidsbeperking

14.4.1 WET BIJZONDERE OPNEMINGEN IN PSYCHIATRISCHE ZIEKENHUIZEN (BOPZ)

In instellingen die als BOPZ-instelling zijn aangemerkt, kunnen vrijheidsbeperkende middelen en maatregelen worden toegepast, waaronder het afsluiten van de deuren.

De Wet bijzondere opnemingen in psychiatrische ziekenhuizen (BOPZ) geldt sinds 1994 niet alleen voor psychiatrische ziekenhuizen, maar ook voor psychogeriatrische afdelingen van verpleeghuizen. Sinds 1999 zijn daar de verzorgingshuizen bij gekomen. Het CIZ (Centrum Indicatiestelling Zorg) verleent daarvoor op aanvraag de indicatie. Er zijn drie mogelijkheden.

1 De oudere stemt in met opname.

Opname kan zonder toepassing van artikel 60 van de Wet BOPZ.
2 De oudere verzet zich tegen opname.
Opname kan via artikel 60 van de Wet BOPZ met een inbewaringstelling (IBS) of rechterlijke machtiging (RM) en niet via het CIZ (zie paragraaf 14.4.7).
3 De oudere toont geen bereidheid, maar ook geen bezwaar.
Deze ouderen kunnen worden opgenomen in een BOPZ- of psychogeriatrische instelling (artikel 60 Wet BOPZ).

14.4.2 WILSONBEKWAAMHEID

De Wet BOPZ regelt dus dat ouderen onvrijwillig of zonder daarmee zelf in te stemmen, kunnen worden opgenomen als behandeling noodzakelijk is en de oudere niet in staat is om hierin het eigen belang goed af te wegen.

Hierbij is de term wilsonbekwaamheid van toepassing. Wilsonbekwaamheid kan gelden bij één of meer situaties, waarin de oudere:
– de context van de situatie niet begrijpt;
– advies niet begrijpt;
– geen overwogen keuze kan maken;
– de consequenties van het eigen handelen niet overziet.

Bij wilsonbekwaamheid is de oudere aangewezen op een wettelijke vertegenwoordiger die dit belang voor hem of haar behartigt. Bij vaststelling van deze wilsonbekwaamheid is het belangrijk dat duidelijk is in welke situaties de wilsonbekwaamheid geldt.

Niet voor alle ouderen die in een als BOPZ aangemerkte instelling verblijven, geldt deze wet, maar alleen voor diegenen die vanwege wilsonbekwaamheid de opname en/of behandeling *niet vrijwillig* ondergaan.

14.4.3 DE BOPZ-ARTS

Het onderscheid tussen *vrijwillig* en *onvrijwillig* is soms niet duidelijk en daardoor is het goed naleven van de wet niet altijd even gemakkelijk. Ook de betekenis van de term wilsonbekwaam is niet altijd eenduidig. Om zo veel mogelijk zorgvuldigheid te betrachten, is in de wet geregeld dat in de instelling naast de behandelend arts ook een BOPZ-arts werkzaam is, die erop toeziet dat de regels worden nageleefd.

14.4.4 WET GENEESKUNDIGE BEHANDELINGSOVEREENKOMST (WGBO)

Naast de Wet BOPZ is er nog een andere wet die in dit geval van belang is, de Wet geneeskundige behandelingsovereenkomst (WGBO). Deze wet is van toepassing op alle instellingen die onder de Nederlandse

gezondheidszorg vallen. Deze wet regelt onder andere de rechten van de oudere en de plichten van hulpverleners, vanaf het moment dat de oudere is opgenomen en is gericht op *goed hulpverlenerschap*.
De wet *verplicht* de hulpverleners om die behandeling toe te passen die in het belang van de oudere is. Onder dat goede hulpverlenerschap wordt onder andere het *informeren* van de oudere en het toestemming vragen voor de voorgestelde behandeling verstaan. Anders dan de BOPZ geldt de WGBO wel voor alle cliënten die onder medische behandeling zijn. Voor toestemming in geval van wilsonbekwaamheid moet de arts zich wenden tot de wettelijke vertegenwoordigers.

14.4.5 WETTELIJK VERTEGENWOORDIGERS

Als de oudere wilsonbekwaam is, mogen de familieleden beslissen over een medische behandeling. Hierbij geldt een vaste volgorde:
1 de echtgenoot of (geregistreerde) levenspartner
   Is deze er niet of kan of wil deze niet als wettelijk vertegenwoordiger optreden, dan is het:
2 een van de kinderen
   Zijn die er niet of kunnen of willen zij het niet doen, dan zijn het:
3 de bloedverwanten, zoals broers of zussen en nichten of neven van de oudere.

Deze volgorde is vastgelegd in de wet. Er kan alleen vanaf worden geweken als er een schriftelijke machtiging is waarin een andere persoon wordt aangewezen, zoals de buurvrouw of een vriendin.
Vaak volstaat bovenstaande maatregel en is mentorschap, bewindvoering of ondercuratelestelling niet nodig. Dat is namelijk alleen het geval als er problemen of conflicten te verwachten zijn. Deze maatregelen kunnen voor de oudere als ongewenste inbreuk op het privéleven ervaren worden. Bovendien kan de uitvoering ervan voor de betrokkenen nogal belastend zijn. Denk hierbij aan de rol die iemand had ten opzichte van de oudere, die ingrijpend kan wijzigen.
Wie meer wil weten over hoe het mentorschap, de bewindvoering of het onder curatele stellen in zijn werk gaat, kan terecht op de website van het ministerie van VWS (zie Geraadpleegde literatuur achter in dit boek).

14.4.6 KWALITEITSINDICATOR

Sinds 2004 moeten zorginstellingen van de Inspectie voor de Volksgezondheid over een protocol of richtlijn beschikken waarin is opgenomen wat de instelling doet om vrijheidsbeperkende interventies te voorkomen. Aan dit soort protocollen is een kwaliteitsindicator gekoppeld. Dat wil zeggen dat als er veel vrijheidsbeperkende maatregelen in een instelling worden toegepast, dit iets zegt over de kwaliteit van zorg in deze instelling.

> ### Meneer De Wit is bang uit bed te vallen
> Meneer De Wit woont sinds begin dit jaar in een als BOPZ-instelling aangemerkt verpleeghuis. Hij heeft een hersenbloeding gehad en daardoor kampt hij met krachtsverlies aan de linkerkant van zijn lichaam. Dankzij de revalidatie die hij kort na de hersenbloeding heeft ondergaan, kan hij zich hiermee toch aardig redden en heeft hij niet eens zoveel hulp nodig. Het grootste probleem van meneer De Wit is dat hij sinds de hersenbloeding last heeft van epileptische aanvallen die zich steeds sneller opvolgen. De medicijnen die hij gebruikt, zijn al een paar keer aangepast en toch slaan ze maar niet aan. Vanwege de omstandigheden is hij blij met de opname in het verpleeghuis. Meneer De Wit heeft, voordat hij in het verpleeghuis kwam wonen, zijn hele leven alleen gewoond en nu komt hij erachter hoe prettig hij het gezelschap van andere mensen vindt. De epilepsie echter eist zijn tol. Meneer De Wit kan zich moeilijk concentreren en vergeet steeds vaker wat hij moet doen. Hij is blij met de verzorgende die hij altijd om hulp kan vragen. Omdat de epilepsie hem ook in de nacht kan overvallen, is meneer bang om uit bed te vallen. Daarom is het voor hem een veilig gevoel dat er aan weerszijden grote bedhekken met aan de binnenkant zachte gepolsterde kussens zijn geplaatst. Hij kan zich nu tijdens een aanval niet bezeren.

Anders dan bij mevrouw Klaassen (zie paragraaf 14.3) is er hier geen sprake van onvrijwilligheid of wilsonbekwaamheid. Meneer De Wit is vrijwillig opgenomen en heeft een reëel beeld van zijn situatie. Hij stemt ermee in dat de hekken langs zijn bed staan en voor hem voelt dit eerder als een beschermende dan als vrijheidsbeperkende maatregel.
De BOPZ is in deze situatie dus niet van toepassing. Dat zou wel het geval zijn als meneer De Wit wilsonbekwaam zou zijn en zich zou gaan verzetten tegen de behandeling. Deze behandeling is in zijn belang en door die te weigeren doet hij zichzelf tekort. Het besluit de BOPZ van kracht te laten zijn komt dan voort uit de intentie van goed hulpverlenerschap.

Mevrouw De Haan laat het gas aanstaan

Mevrouw De Haan lijdt aan dementie. Ze woont op de achtste verdieping van een flat van twaalf verdiepingen in een grote stad. Dankzij de hulp van haar kinderen en buren heeft ze nog lang thuis kunnen wonen, maar nu gaat het echt niet meer. Als ze de deur uitgaat, kan ze haar eigen flat niet meer terugvinden. Ze verzorgt zichzelf niet goed en weigert de hulp van de thuiszorg die is aangevraagd. Ze doet gewoon de deur niet open. Toen haar dochter laatst op bezoek kwam, bleek het gas nog aan te staan. Het hele huis rook naar gas; er had wel een explosie kunnen ontstaan. De kinderen hebben in overleg met de huisarts een plaats in een psychogeriatrisch verpleeghuis aangevraagd. Mevrouw De Haan wil daar niet naartoe, maar omdat haar gedrag dat voortkomt uit de dementie voor haarzelf en anderen een gevaar vormt, is er toch een plaats in een BOPZ-instelling voor haar geïndiceerd. Nu ondersteunen de buren en kinderen haar. Het gas is afgesloten. Zonder dat ze zich hiervan bewust is, wacht mevrouw De Haan totdat er een plaats vrijkomt in een psychogeriatrisch verpleeghuis. Ze kan hier gedwongen worden opgenomen omdat er door het CIZ (Centrum Indicatiestelling Zorg) een BOPZ-verklaring voor haar is afgegeven.

Voor ziekten die de psychische vermogens zodanig aantasten dat de oudere een gevaar voor zichzelf en anderen gaat vormen, kan via de BOPZ dus ook een onvrijwillige opname in een BOPZ-instelling worden geregeld.

14.4.7 INBEWARINGSTELLING (IBS) OF RECHTERLIJKE MACHTIGING (RM)

Stel dat er een acuut gevaar dreigt bij een oudere die niet vrijwillig wil worden opgenomen. Bijvoorbeeld dat mevrouw De Haan agressief zou worden en de kinderen op de galerij zou bedreigen met een broodmes. In dergelijke gevallen kan niet worden gewacht totdat er een plek vrijkomt, maar moet ze met spoed worden opgenomen. Er kan dan een rechterlijke machtiging (RM) worden aangevraagd. Een RM zal alleen worden afgegeven als er sprake is van *uitdrukkelijk verzet en gevaar*. Voor kwetsbare ouderen zal deze RM niet zo vaak worden aangevraagd, simpelweg omdat juist de kwetsbaarheid hen belet om tot dergelijk gedrag in staat te zijn. Eerder zal een IBS van toepassing zijn. Bij een IBS gaat het ook om de noodzaak voor een spoedopname waartegen de oudere zich verzet, maar dan vanwege de reden dat *de veiligheid en gezondheid van de oudere zelf ernstig gevaar lopen*. Mevrouw De Haan zou bijvoorbeeld vanuit een waanachtige gedachte de neiging kunnen krijgen om van de balustrade van haar flat af te springen.

Een IBS moet worden afgegeven door de burgemeester. Deze kent een IBS toe als er sprake is van genoemde criteria. Deze IBS is bij toekenning 24 uur geldig en de oudere moet dus binnen deze termijn worden opgenomen.

14.5 Wat moet de verzorgende ermee?

14.5.1 VERANTWOORDELIJKHEID VAN DE VERZORGENDE BIJ OPNAME

Verzorgenden dragen medeverantwoordelijkheid voor de kwaliteit van zorg en behandeling voor ouderen. De volgende zaken moeten bekend zijn.
1. De indicatie voor opname van de oudere in de instelling en of de Wet BOPZ van toepassing is. Dit moet vastgelegd zijn in het zorgdossier. Duidelijk moet zijn of er sprake is van verzet en als dat zo is, waar dat dan uit blijkt.
2. Wie de wettelijke vertegenwoordigers van de oudere zijn, met wie overleg moet plaatsvinden en wanneer de wettelijke vertegenwoordigers hiervoor willen worden benaderd (ook in de nacht).
3. Wie de behandelaren van de oudere zijn, wie de BOPZ-arts is en hoe de bereikbaarheid van beiden is geregeld.

14.5.2 DWANGBEHANDELING ALS ACUUT GEVAAR DREIGT

Als een oudere vanuit waanachtige gedachten plotseling met meubels dreigt te gaan gooien, ontstaat een noodsituatie. In zo'n geval kan de arts ertoe besluiten om middelen en maatregelen toe te passen. Deze maatregelen moeten voorkomen dat de situatie van kwaad tot erger wordt. Als de situatie uit de hand dreigt te lopen en het is op dat moment niet verstandig om de patiënt alleen te laten om de arts te waarschuwen, dan kan de verzorgende zelf ingrijpen. Het is wel de bedoeling dat de arts zo snel mogelijk de verantwoordelijkheid voor de toegepaste maatregelen neemt.

Maatregelen moeten altijd in verhouding staan met het risicogedrag
Het middel dat gekozen wordt moet altijd in verhouding staan met het risicogedrag. Ook moet duidelijk zijn met welk doel het middel wordt ingezet en wie van de wettelijk vertegenwoordigers toestemming heeft

gegeven. Het is heel belangrijk om een evaluatiedatum af te spreken. Vrijheidsbeperking die is ingezet tijdens een noodsituatie mag niet langer duren dan nodig is.

Vragen die tijdens deze evaluatie aan de orde komen zijn bijvoorbeeld:
- Is het inzicht in het gedrag veranderd, is er iets in de wilsbekwaamheid veranderd?
- Staat het middel of de maatregel nog in verhouding tot de aanleiding?
- Kunnen de gekozen interventies nog steeds naar het vastgestelde doel leiden?
- Zijn er minder ingrijpende middelen of maatregelen mogelijk?
- Is er iets veranderd in de mate waarin de oudere zich verzet?
- In hoeverre heeft de oudere te lijden onder de toepassing van de middelen en maatregelen?

Als blijkt dat de oudere gebukt gaat onder een hoge lijdensdruk vanwege de middelen en maatregelen, dan is heroverweging van het gestelde behandelbeleid een logische stap.

Middelen en maatregelen
Middelen en maatregelen moeten altijd nauwkeurig volgens de richtlijnen worden toegepast. Dwangbehandeling mag alleen worden toegepast als daarmee ernstig gevaar kan worden voorkomen. Nadat de middelen en maatregelen zijn ingezet, vindt er duidelijke registratie plaats in het zorgdossier en heel belangrijk: moet ook het toezicht op de in de vrijheid beperkte oudere geregeld zijn.

14.5.3 MIDDELEN EN MAATREGELEN WERKEN VAAK AVERECHTS!

Zoals in de inleiding vermeld, krijgt tot 50% van de bewoners van psychogeriatrische instellingen te maken met vrijheidsbeperking. Ook in ziekenhuizen, verzorgingshuizen en in de thuissituatie vinden deze maatregelen plaats. Tegelijkertijd is bekend dat de psychische, lichamelijke en sociale gevolgen voor deze ouderen door de hulpverleners worden onderschat.

De mogelijkheid bestaat dat door vrijheidsbeperking de problemen juist verergeren.

Het risico op letsel blijkt niet te verminderen als ouderen worden gefixeerd. Wel neemt het risico op onrust en agitatie toe. Onrust en agitatie kunnen de oudere ertoe aanzetten om er alles aan te doen om vrij te komen. Op die manier kan de oudere met stoel (met blad) en al omvallen, zich ophangen in een Zweedse band of verstrikt komen te zitten in een verpleegdeken.

Hoge bedhekken lijken misschien wel onschuldig, ze zijn het allerminst. Een oudere die eroverheen probeert te klimmen, maakt een diepe val. Bovendien zijn er bedhekken waartussen de oudere bekneld kan komen te zitten, onder meer met het hoofd. Dan kan de oudere ook nog eens met een arm of been tussen het bedhek en de matras bekneld raken. Vaak ontstaan hierdoor grote drukplekken, waar forse (decubitus)wonden uit kunnen ontstaan.

Verder is het een misverstand dat het veel ouderen niet kan schelen als ze vastliggen. Uit vraaggesprekken onder ouderen die gefixeerd zijn (geweest), blijkt juist woede, angst, vernedering en verdriet.

Onrustdempende medicijnen bevorderen het valgevaar. Ouderen kunnen hiervan zo versuft raken dat onder meer de spierkracht, de balans en de oriëntatie ervan te lijden hebben.

De stelling dat vanwege de werkdruk fixatie nodig is, hoeft niet op te gaan. Veel instellingen slagen erin om fixatie terug te dringen zonder dat er meer personeel nodig is. Fixatie vergt toezicht, registratie en extra overleg. Dat kost ook tijd.

Daarnaast bevordert fixatie immobiliteit, verlies van spiermassa, risico op trombose, enzovoort. De nadelen van immobiliteit zijn talrijk.

14.6 Hoe fixatie terug te dringen?

14.6.1 CULTUURVERANDERING EN IEDEREEN OP DE HOOGTE BRENGEN

Om vrijheidsbeperking terug te kunnen dringen, is een cultuurverandering nodig. Deze cultuuromslag begint bij de directie en wordt zichtbaar door middelen om deze cultuuromslag waar te kunnen maken, zoals een aansprekende visie, heldere doelen en een haalbaar plan om de doelen te halen (zie figuur 14.3). Voorbeelden van zo'n plan zijn scholing, een veilige sfeer om met elkaar te spreken over moeilijke omstandigheden en de mogelijkheid om te leren. Middelen kunnen ook alternatieven zijn om valgevaar op een vriendelijkere manier te kunnen beperken, zoals loopcircuits en/of bedden om patiënten op vloerniveau te kunnen verzorgen.

Bovendien zorgt de leiding ervoor dat alle betrokkenen en instanties op de hoogte worden gesteld van het hoe en waarom van deze cultuuromslag. Dat wil zeggen dat de cliëntenraad en de raad van vertegenwoordigers van cliënten vernemen waarom een cultuuromslag zo belangrijk is en wat de consequenties ervan zijn.

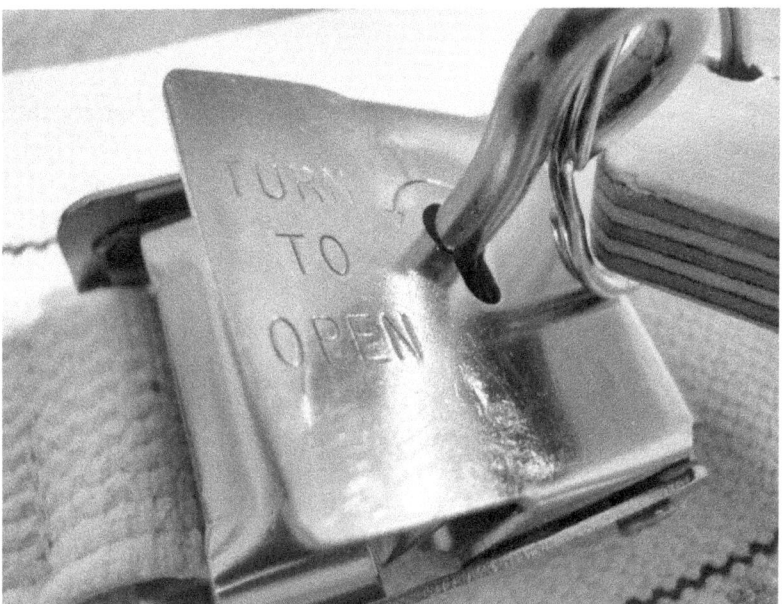

Figuur 14.3 Minder vrijheidsbeperking, verandering van cultuur.

Leren van fouten en incidenten
Door fouten en incidenten te zien als vermijdbaar en niet als verwijtbaar, is het mogelijk om bijvoorbeeld een valpartij te melden zonder ergens de schuld van te krijgen.
Omdat uit alle meldingen bij elkaar zich vaak een patroon aftekent, is het mogelijk om ervan te leren en er iets aan te doen. Zo ontstaat weer een mogelijkheid om de kwaliteit van zorg te verbeteren.

Succes vieren
De oudere om wie het bij vrijheidsbeperking gaat, realiseert zich meestal niet wat de hulpverleners er allemaal voor doen om het leven voor hem of haar zo aangenaam mogelijk te maken. De rechtstreekse waardering en erkenning voor het soms best complexe vak van verzorgende komt meestal niet van de oudere zelf.
Ook daarom is het zo belangrijk dat verzorgenden er regelmatig bij stilstaan wat er allemaal goed gaat en waarin het gelukt is om successen te boeken. Een voorbeeld kan zijn dat er in de vergaderkamer een soort thermometer wordt opgehangen waarop inzichtelijk staat aangegeven met welk getal het aantal fixaties omlaag gebracht is. Het

behalen van elk vooraf gesteld doel is een goede reden om dit te vieren (bijvoorbeeld taart bij de koffie of een bedrag in de pot voor een personeelsuitje).

Kennis en kunde: scholing

Op verschillende plaatsen in dit boek is aangegeven hoe belangrijk het is om kennis te hebben om kwalitatief goede zorg te kunnen verlenen. Met alleen een goed hart kom je er niet. Hiervoor is het niet nodig om een studiebol te zijn. Met logisch nadenken en gezond verstand kom je al een heel eind. Dat geldt zeker ook voor de terugdringing van vrijheidsbeperking.

Zorginstellingen dienen regelmatig scholing te organiseren over kwaliteit van veiligheid en zorg. Dit kan verzorgenden motiveren nieuwe ontwikkelingen en richtlijnen in de praktijk te brengen en – ook erg belangrijk – op de hoogte te blijven van wat er van hen wordt verwacht. Kennis en inzicht geven de verzorgende bovendien de mogelijkheid om beroepsverenigingen (waarvan men lid is geworden) advies en hulp te vragen over het beleid van vrijheidsbeperking in de eigen instelling, bijvoorbeeld wanneer de leidinggevenden zich afzijdig houden.

14.7   De sfeer op de afdeling en de bouwkundige staat

Gesloten loopcircuits

Loopcircuits bieden ouderen de mogelijkheid zelfstandig te lopen zonder te verdwalen, terwijl de confrontatie met 'het niet weg kunnen' wordt voorkomen. Ze komen er namelijk geen afgesloten deuren tegen. Omdat de afdeling gesloten is, blijft er natuurlijk wel sprake van vrijheidsbeperking, maar dit is de mildste vorm en in overeenstemming met dat wat nodig is. Een dergelijk loopcircuit is zo ingericht dat de oudere het prettig vindt om er te zijn en kan rusten als er behoefte aan is.

Afleiding en gemoedelijkheid

De kunstenaars Hellings en Dröge Wendel slaagden erin een bijna echte treincoupé te ontwerpen waarin door de ramen filmbeelden van Noord-Hollandse landschappen voorbijtrekken. Het treingeluid dat onder de beelden is gemonteerd zorgt ervoor dat de ouderen zich in een echte trein wanen en tot rust komen door de combinatie van de cadans en de beelden.

Maar het kan ook simpeler. Door bijvoorbeeld op grote beeldschermen dvd's te laten zien van voorbijtrekkende landschappen, haardvuurtjes of aquariumbeelden.

Verschillende ruimten om te kiezen

Bij de mogelijkheid om uit verschillende verblijfsruimten te kunnen kiezen, worden ouderen in de gelegenheid gesteld om naar die ruimte te gaan waar ze zich het prettigst voelen. Dat kunnen ruimten zijn waarin het prettig toeven is omdat er gerookt mag worden, omdat er fijne muziek klinkt, het er rustig en comfortabel is of juist omdat het er gezellig druk is.

14.8 Multidisciplinaire inzet

Verzorgenden staan er niet alleen voor in de verantwoordelijkheid van de kwaliteit van zorg en terugdringing van vrijheidsbeperkende middelen. Het besluit te stoppen met de fixatie van een oudere vindt altijd plaats in het multidisciplinair overleg. Daarnaast zal worden afgesproken welke discipline welke interventies verricht om het doel te doen laten slagen. Wekelijks moet dit beleid worden geëvalueerd.

Acceptatie van risico op vallen

Het is belangrijk dat alle betrokken partijen (ook de oudere zelf en/of zijn vertegenwoordiger) weten dat de consequentie van het stoppen van fixatie inhoudt dat het risico op vallen wordt geaccepteerd. Natuurlijk wel op voorwaarde dat al het mogelijke wordt gedaan om dit valrisico tegen te gaan. Dit besluit, de consequentie daarvan en wat er nodig is om de risico's te ondervangen, moet worden vastgelegd in het behandel- en zorgplan.

Arts

De arts is eindverantwoordelijk voor het behandelplan en ook voor het besluit om niet meer te fixeren. Hij zal onder meer overwegen welke medicatie iets kan toevoegen aan het welzijn van de oudere. Dat gebeurt in dit geval vooral vanuit het perspectief van vermindering van het risico op letsel (bijvoorbeeld pijnstilling bij onrust). Ook zal de arts beoordelen bij welke medicatie het risico op letsel juist kan toenemen (bijvoorbeeld onrustdempende medicijnen die door de versuffende werking het valgevaar verhogen).

Fysiotherapie

De fysiotherapeut zet zich onder meer in om de ouderen te trainen. Toename van spierkracht en uithoudingsvermogen vermindert het risico op vallen. Ook kan de fysiotherapeut de oudere helpen zich te ontspannen.

Ergotherapie

Als blijkt dat lopen echt niet meer gaat en de oudere toch wil bewegen, is het aanmeten van een trippelrolstoel een alternatieve mogelijkheid. De stoel is zo laag dat de oudere goed met de benen op de vloer kan en hiermee actief de rolstoel in beweging kan brengen. Op deze manier kan de oudere zich ook voortbewegen. Overigens is in elke stoel de zithouding van groot belang. Vooral ook voor het tegengaan van klachten (bij rugpijn, stijve spieren of decubitus). Een oudere die niet lekker zit, wil immers sneller gaan lopen. En als de oudere dit niet goed kan, is het risico op vallen groter.

Activiteitenbegeleiding

Zinvol bezig zijn, afgestemd op de belangstelling en het niveau van de oudere, voorkomt verveling en bevordert de afleiding van gedachten die kunnen aanzetten tot onrust en dwalen.

Contact, aandacht, opmerkzaamheid en behoedzaamheid

Hoe meer rust er wordt uitgestraald, hoe groter het effect ervan op de ouderen die hier baat bij hebben. Rust houdt ook in 'rustig omgaan met' de oudere. Behoedzaamheid is hierbij ook op zijn plaats. Dit betekent voorzichtig, tactvol en invoelend omgaan met de oudere. Opmerkzaamheid komt van pas bij bijvoorbeeld het ontdekken van de piekmomenten waarop er onrust kan ontstaan. Het nauwlettend volgen van een onrustige oudere kan een patroon zichtbaar maken. Veelvoorkomende onrustmomenten ontstaan als het bezoek weggaat, rond het wisselen van de dienst of op het moment dat de zon ondergaat ('sundowning'-momenten). Als het lukt om op deze momenten behoedzame aandacht te geven, afgestemd op de behoeften van juist die oudere, dan is de kans groot dat de onrust omgebogen kan worden.

Contactpersonen en vrijwilligers

Die aandacht hoeft niet per se door verzorgenden gegeven te worden. Ook de contactpersonen of vrijwilligers kunnen hierbij wellicht iets betekenen. Een voorbeeld hiervan is een dierbare bekende te laten bellen juist op het moment dat een oudere onrustig wordt omdat het bezoek weggaat. Het telefoongesprek leidt af van een onrustmoment en daardoor kan de ene fase gemoedelijker in de andere overlopen.

Ook de benaderingsadviezen die in de hoofdstukken over delier, dementie, depressie en probleemgedrag aan bod kwamen, kunnen helpen om fixatie te voorkomen.

14.9 Hulpmiddelen

BEWEGINGSSENSOREN EN -DETECTIE

Bij gebruik van een bewegingssensor die het personeel naast het bed, in de stoel of bij de deur van de kamer van een oudere plaatst, wordt een signaal afgegeven op het moment dat er risico op letsel of dwalen bestaat. Dergelijke elektronische hulpmiddelen kunnen niet als vrijheidsbeperkend worden aangemerkt als ze zijn ingezet met het doel de lichamelijke gezondheidstoestand van de oudere te beschermen. Hierop is de WGBO van toepassing: het gaat om de inzet van hulpmiddelen vanuit goed hulpverlenerschap.

Dit wordt anders als een oudere de intentie heeft om zich zonder begeleiding te willen onttrekken aan de zorg. Dan is er wel sprake van vrijheidsbeperking en geldt de Wet BOPZ.

Als dit laatste aan de orde is in een verpleeghuis waar de BOPZ niet geldt, dan is het aan de arts om te beoordelen of de situatie ernstig genoeg is dat overplaatsing naar een BOPZ-instelling geregeld moet worden.

MATRAS OP DE GROND OF BED OP VLOERNIVEAU

Door een matras op de grond te leggen, kan de oudere niet uit bed vallen. Speciaal voor verzorgingsbehoeftige ouderen met risico op (uit bed) vallen, is er een verlaagd bed ontwikkeld.

Je kunt het bed ook hoger zetten zodat de oudere in bed kan worden verzorgd en kan worden geholpen om op te staan. Of deze toepassing als vrijheidsbeperkend of als beschermend moet worden gezien, is op dit moment nog in onderzoek. Wel zijn de eerste bevindingen positief, terwijl veel ouderen deze interventie niet als vrijheidsbeperkend ervaren.

Bij al deze hulpmiddelen is het goed om voordat tot aanschaf wordt overgegaan de toepassing ervan in cliënt- en familieraden te bespreken.

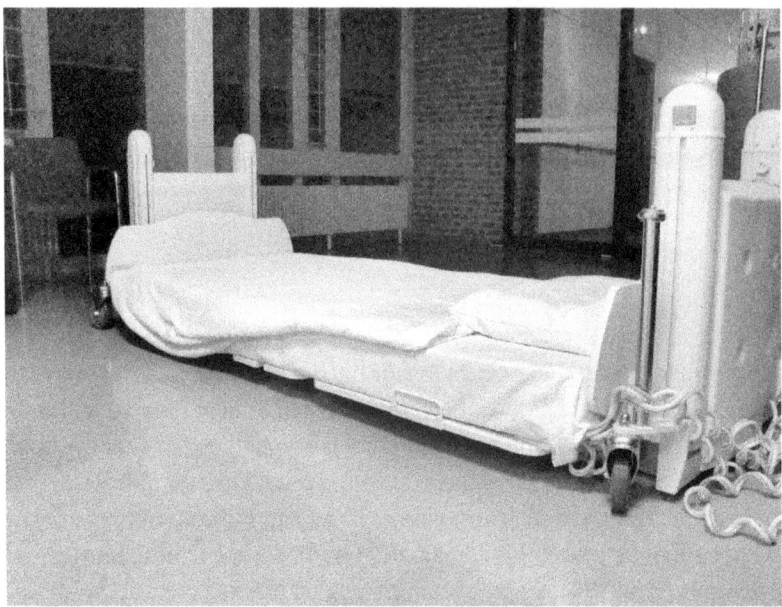

Figuur 14.4 Een bed op vloerniveau beperkt het risico op letsel.

Meer lezen?

CIZ (Centrum Indicatiestelling Zorg). Over de Wet BOPZ, de weg naar zorg, voorlichtingsfolder. Augustus 2008.
Hamers JPH. Vrijheidsbeperking in verpleeghuizen. Verminder het gebruik van bedhekken. TVZ 2007;4:37.
Kruk T van der. Vrijheidsbeperking aan banden, rol van management cruciaal. TVZ 2009;2:23-6.
Kwaliteitsinstituut voor de Gezondheidszorg CBO. Het gebruik van vrijheidsbeperkende interventies in de zorg; een richtlijn voor verpleegkundigen en verzorgenden in een multidisciplinaire omgeving. 2004.
Ministerie van Volksgezondheid, Welzijn en Sport. De Wet BOPZ voor verzorgenden en verpleegkundigen, begrippen en toepassingen in verpleeg- en verzorgingshuizen. Brochure publieksvoorlichting, januari 2002.

Websites

www.Alzheimer-nederland.nl. Alzheimer Nederland wil dat de Zweedse band verboden wordt in Nederland.
www.gpsvrijheid.nl. Voor ouderen thuis die neiging tot dwalen hebben kan de GPS Vrijheid keyschain mogelijk een hulpmiddel zijn. De oudere heeft een GPS-apparaatje in de kleding. Met de eigen computer, notebook of PDA kun je de oudere op elk moment traceren.
www.nu91.nl. De beroepsvereniging verpleging en verzorging spreekt zich uit voor vermindering van vrijheidsbeperking, maar is wel bezorgd over de voorwaarden waaronder verzorgenden dit voor elkaar moeten krijgen.

www.sting.nl. Sting, de beroepsvereniging voor verzorgenden, heeft samen met Actiz het leerprogramma 'Bewust omgaan met vrijheidsbeperkende maatregelen' ontwikkeld.

www.V&VN.nl. Beroepsvereniging verpleegkundigen en verzorgenden: Samen naar minder vrijheidsbeperking in 2011.

www.zorgvoorvrijheid.nl. Met handreikingen en tips over terugdringen van vrijheidsbeperking.

Geraadpleegde literatuur

Abraham I, Fulmer T, Mezey MD. Geriatric protocols for best practice, second edition. New York: Springer Publishing Company, 2003. ISBN 0826118348.

Abraham I, Maesschalck L de, Milisen K. Verpleegkundige zorgaspecten bij ouderen. Maarssen: Elsevier Gezondheidszorg, 2002. ISBN 9035224868.

Allewijn M, Miesen B. Zorg om ouderen, een leidraad voor mantelzorgers. Houten: Bohn Stafleu van Loghum, 2006. ISBN 9031343277.

Bakker P, Lelie J van de, Mank A. Controle op overvulling bij hyperhydratie; wegen is betrouwbaarder dan notatie van de vochtbalans. Verpleegkunde 2003;18(3).

Beers MH. Merck Manual, Leeftijd en gezondheid, over gezond ouder worden. Houten: Bohn Stafleu van Loghum, 2008. ISBN 9789031347582.

Berger MPF, Hamers JPH, Huijer Abu-Saad H, Zwakhalen SMG. De effectiviteit van pijnbeoordeling bij ouderen met cognitieve beperkingen zoals dementie. Verpleegkunde 2004;19(1):68-9.

Boerlage AA, Dijk M van, Stronks DL. Pijnregistratie en pijnbehandeling in verpleeghuizen kunnen nog beter. Verpleegkunde 2007;22(2):98-104.

Bos G, Huitema L, Meijer JW. Maatregelen bij extreem hoge temperaturen. Tijdschrift Verpleeghuisgeneeskunde 2008;2.

CBO. Richtlijn Preventie van valincidentie bij ouderen. Nederlandse Vereniging voor Klinische Geriatrie. Alphen aan den Rijn: Van Zuiden Communications, 2004. ISBN 9085230268.

Deeg JH, Puts TE. Het kwetsbare succes van ouder worden, over kwetsbaarheid, multimorbiditeit en beperkingen. Tijdschrift Verpleeghuisgeneeskunde 2007;32(5):147-51.

Elvers JWH, Ravensberg D van, Smalbrugge M. Onveranderbaar gewichtig, op zoek naar vermijdbare ondervoeding. Tijdschrift Verpleeghuisgeneeskunde 2007;32(3):80-3.

Francke AL, Kruif A de, Veer AJE de. Vrijheidsbeperking in de thuiszorg. Een inventarisatie onder verpleegkundigen en verzorgenden. Verpleegkunde 2006;21(4):254-64.

Francke AL, Kruif A de, Veer AJE de. Vrijheidsbeperkende interventies. Een inventarisatie onder verzorgenden. Tijdschrift Verpleeghuisgeneeskunde 2007;32(1):6-11.

Froeling PGAM, Jansen PAF, Schellekens JWG. Het geriatrie formularium, een praktische leidraad. Houten: Bohn Stafleu van Loghum, 2004. ISBN 9031329711.

Graaf C de, Nijs K. Rust en gezelligheid centraal. Ambiance project. Wageningen Universiteit, afdeling Humane voeding. Tijdschrift Verpleeghuisgeneeskunde 2007;32(3):76-9.

Groot CPGM de, Staveren WA van. Aandacht voor de maaltijden in verpleeghuizen een medische noodzaak?! Tijdschrift voor Gerontologie en Geriatrie 2007;38:54-6.

Halfens RJG, Meijers JMM, Schols JMGA. Ondervoeding in verpleeghuizen. Prevalentie, preventie, behandeling en beleid. Tijdschrift Verpleeghuisgeneeskunde 2007;32(3).

Hazelhof T, Garenfeld W, Verdonschot T. Dementie en psychiatrie, een systematische handleiding in woord en beeld. Maarssen: Elsevier gezondheidszorg, 2004. ISBN 9035226976.

Heeren TJ, Kate MG, Stek ML. Handboek Ouderenpsychiatrie. Utrecht: De Tijdstroom, 2001. ISBN 9058980182.

Hoefnagels WHL, Flamaing J, Olde Rikkert MGM. Probleemgeoriënteerd denken in de geriatrie. Een praktijkboek voor de opleiding en de kliniek. Utrecht: De Tijdstroom, 2008. ISBN 9789058981394.

Ingen Schenau J van. Gids geriatrische geneesmiddelen. Utrecht: De Tijdstroom, 2003. ISBN 9058980502.

Inspectie voor de Gezondheidszorg. De oudere patiënt met een delirium in het ziekenhuis: verwardheid nog onvoldoende onderkend. Rapport van de Inspectie voor de Gezondheidszorg, 2005.

Jansen RWMM, Vloet LCM. Postprandiale en orthostatische hypotensie bij geriatrische patiënten. Implicaties voor de verpleegkundige zorg. Hart Bulletin 2008;39(2):36-9.

Lange J de. Omgaan met dementie, het effect van geïntegreerde belevingsgerichte zorg op adaptatie en coping van mensen in verpleeghuizen; een kwalitatief onderzoek binnen een gerandomiseerd experiment. Academisch proefschrift Erasmus Universiteit Rotterdam. Utrecht: Trimbos-instituut, 2004. ISBN 9052534691.

Miesen B, Allewijn M, Hertogh C. Leidraad psychogeriatrie. Scherper zien, deel 1; Beter doen en meer weten, deel 2. Houten/Mechelen: Bohn Stafleu van Loghum, 2003. ISBN 9031338133.

Nederlandse Vereniging voor Klinische Geriatrie (NVKG). Diagnostiek en medicamenteuze behandeling van dementie. CBO-Richtlijn. Utrecht, 2005. ISBN 9085230934.

Noortgate N van den, Monsieur G, Velghe A. Fragiele ouderen: verschillen ten opzichte van normale veroudering; evaluatie en maatregelen om de fysiologische functies te behouden. Nederlands Tijdschrift voor Geneeskunde 2009;65(17):783-7.

Schuite JM. Standpunt Inspectie voor de Volksgezondheid. Juridische basis voor inzet elektronische hulpmiddelen in de care-sector (de psychogeriatrie en de verstandelijke gehandicaptenzorg). Interne nota, januari 2005.

Teunissen R. Urinary incontinence in the elderly. Proefschrift Radboud Universiteit Nijmegen, 2006.

Velde V van der. Multidisciplinaire richtlijn depressie, richtlijn voor de diagnostiek en behandeling van volwassen cliënten met een depressie. Utrecht: Trimbos-intstituut, 2005. ISBN 9052535086.

Websites

www.cbo.nl. Kwaliteitsinstituut voor de Gezondheidszorg CBO.

www.IGZ.nl/publicaties/instellingsrapporten. Onderzoek van de Inspectie voor de Gezondheidszorg naar aanleiding van de meldingen van het overlijden van patiënten ten gevolge van strangulatie in een Zweedse band in het Atrium MC, locatie Heerlen.

www.IGZ.nl/publicaties/thematischerapporten. Zorg voor vrijheid, een rapport over de noodzaak van het terugdringen van vrijheidsbeperkende maatregelen.

www.hozo-zorg.nl. Producent van verlaagde bedden.

www.liftcarebeds.com. Importeur van verlaagde bedden.

www.lpz-um.eu. Landelijke prevalentie zorgproblemen.

www.minvws.nl. Wetsvoorstel Zorg en Dwang; mensen die dementeren of een verstandelijke stoornis hebben, worden beter beschermd tegen zorg die zij niet willen. Via deze site is het ook mogelijk om een brochure over de BOPZ te downloaden (dossiers/bopz/informatie-voor-professionals/procedures/).

www.regering.nl. Actueel/Persberichten_ministerraad/2008/Juni/27/Kabinet_akkoord_over_wetsvoorstel_zorg_en_dwang.

Register

afasie 131
afzondering 172
agnosie 131
alzheimer
 –, beginnende 132
 –, gedragsproblemen 132
 –, impulsen beheersen 132
 –, stemmingsveranderingen 132
Alzheimer
 –, ziekte van 132
antibioticaresistentie 55
antidepressiva 114
antipsychotisch medicijn 125
apraxie 131
autonomie 166

belevingsgerichte zorg 138
bewegingssensoren en -detectie 187
bewindvoering 177
blaaskatheter
 –, gevaren 61
blaasontsteking 46, 54
blaasscan 57
bloeddruk
 –, regelmechanisme 76
bloeddrukdaling
 –, na de maaltijd 79
bloeddrukdaling na de maaltijd
 –, leefregels 85
body mass index (BMI) 34
BOPZ
 –, BOPZ-instelling 175
BOPZ-arts 176
BOPZ-instelling
 –, onvrijwillige opname 179
botmassa
 –, verlies van 32

Centrum Indicatiestelling Zorg
 (CIZ) 175

chronische pijn 109
CIZ (Centrum Indicatiestelling
 Zorg) 175
cognitieve functies 131
cognitieve problemen 131
conditie van de mond 38
condoomkatheter 63
culturele achtergrond 23

delier 118
 –, bekende spullen 125
 –, benadering 126
 –, factoren 120
 –, goede basiszorg 125
 –, herkenbare dagindeling 125
 –, kans 119
 –, kenmerken 120
 –, ontstaan 119
 –, oriëntatie 124
 –, oriëntatiepunten 126
 –, oude trauma's 127
 –, prikkelverwerking 124
 –, soorten 121
 –, verwarring met dementie 122
Delier Observatie Schaal (DOS) 123
demente oudere
 –, benadering 137
 –, gedragsproblemen 140
 –, mantelzorger 146
 –, rol van de partner 146
 –, veiligheid 141
 –, verkeerd omgaan met 145
dementia care mapping (DCM) 139
 –, persoonsgericht en belevingsgericht 139
dementie 129
 –, bewegen bij 136
 –, diagnose 131
 –, diagnose stellen 134
 –, gevolgen 135

–, medicijnen 135
–, verwarring met delier 122
–, wetenschappelijk onderzoek 134
depressie
   –, actieve foto's 156
   –, als volksziekte 147
   –, behandeling 152
   –, dagstructuur 156
   –, diagnose 152
   –, elektroconvulsietherapie (ECT) 154
   –, gevoeligheid 149
   –, hulp en steun 155
   –, kenmerken 149
   –, lichamelijke klachten 151
   –, medicijnen 153
   –, medicijnen en alcohol 151
   –, onder ouderen 147
   –, psychotherapie 154
   –, screening en observatie 152
   –, sociale en economische omstandigheden 151
   –, sterftecijfer 148
   –, stressvolle gebeurtenissen 149
   –, uitingen van 150
   –, zelfmoord 148
   –, ziekten die ertoe aanzetten 150
domino-effect 24
draaiduizeligheid 76
drinkvoeding
   –, eiwitverrijkte 37
   –, vergoeding 37
droge mond
   –, mondhygiëne 48
dubbele vergrijzing 21
duizeligheidsklachten 76
dwangbehandeling
   –, acuut gevaar 180
dwangmaatregel
   –, vocht en voeding 174

eetlust 32
energiebehoefte
   –, berekening 35
energie-inname
   –, hoeveelheid 35

fantoompijn 109
fixatie 171, 172
   –, levensgevaarlijk 171
frailty 25
frontotemporale dementie (FTD) 134

gebit
   –, ouder worden 32
geriatrische patiënten
   –, kenmerken van 24
geriatrische zorg
   –, kenmerken 27
   –, vaardigheden verzorgenden 27
gesloten loopcircuits 184
geur en smaak
   –, verandering intensiteit 32
gewichtsverlies
   –, onbedoeld 28
gezondheidsbalans
   –, verstoorde 25

hallucinatie 121
hartfalen
   –, ernst 69
   –, herkennen 67
   –, verschijnselen 68
   –, zout- en/of vochtbeperking 73
hersenbeschadiging
   –, ontremming 169
hersenkneuzing 95
heupbeschermers 93
hitteberoerte
   –, ademhaling 43
   –, hartslag 43
   –, lichaamstemperatuur 43
   –, ziekenhuisopname 43
hitte-uitputting
   –, klachten 43
   –, lichaamstemperatuur 43
hongergevoel
   –, signaal 32
hypodermoclyse 48

inbewaringstelling (IBS) 179
incontinentiedagboek 58
incontinentieletsel 56
intermitterend katheteriseren 63
inwendige signalen
   –, minder gevoelige 32

kaak
   –, ouder worden 32
kleine maaltijden
   –, voorbeelden 36
koorts
   –, maatregelen 47
kwetsbaarheid 25

–, toegenomen   25

Landelijke Prevalentie Zorgproblemen (LPZ)   28
   –, metingen   28
leeftijd
   –, biologische   21
   –, kalender-   21
letsel   95
levensomstandigheid   23
Lewy body-dementie   133
lichaamstaal
   –, contact dementerende oudere   137
lichaamsvocht
   –, afname hoeveelheid   42
lichamelijke en psychische ziekten
   –, eetlust   33
luie blaas   61

maaltijd
   –, consistentie   36
maatregelen
   –, verhouding risicogedrag   180
medicijnen
   –, effect op eetlust   33
mentorschap   177
mondslijmvlies
   –, zweertjes   32
mondzorg   39
multidisciplinair
   –, ergotherapie   186
   –, fysiotherapie   186
multidisciplinaire samenwerking   26

nachtelijk plassen
   –, hartfalen   71
Nationaal Hitteplan   50
neuropathie   109

oedeem   68
   –, steunkousen   71
onbehandelde depressie
   –, therapieontrouw   148
ondercuratelestelling   177
ondervoeding
   –, belastbaarheid   29
   –, methoden ter vaststelling   33
   –, ontstaan   29
onevenwichtig voedingspatroon
   –, risico   28
ontstekingsremmers   113
opiaten   113

orthostase   77
   –, leefregels   81
   –, oorzaken   78
   –, vaststellen   77
orthostatische hypotensie   76
osteoporose   107
ouderen
   –, succesvolle   22
overloopblaas
   –, blaaskatheter   57, 61
overloopincontinentie   52
   –, complicaties   53
   –, gevolgen en risico's
   –, ontstaan   54
   –, urineretentie   54

PACSLAC-D-schaal   111
paracetamol   112
persoonsalarm   96
pijn
   –, bij kanker   109
   –, oorzaken bij ouderen   108
pijnbeleving   110
pijnsignalen
   –, non-verbale   111
pijnverlichting
   –, warmtetoediening   116
pompkracht
   –, regelmechanisme   76
postprandiale hypotensie
   –, kenmerken   80
postprandiale hypotensie (PPH)   79
probleemgedrag   159
   –, begrip   167
   –, beïnvloedende factoren   161
   –, grenzen aangeven   168
   –, herkenning   163
   –, levensgeschiedenis en autonomie   166
   –, minder vaak voorkomend   160
   –, omgevingsfactoren   161
   –, onder- of overprikkeling   165
   –, ontstaan   160
   –, samenwerking als oplossing   163
   –, veelvoorkomend   160
   –, vroegtijdige herkenning   159
   –, ziektebeelden   161

realiteitsoriëntatiebegeleiding (ROB)   137
rechterlijke machtiging (RM)   179
REPOS-schaal   111

reservecapaciteit 22
reuk- en smaakvervlakking
    –, roken 32
richtlijn Probleemgedrag 170

schimmelinfectie 38
smetten 56
SNAQrc-toolkit 33
SNAQ-toolkit 34
snoezelen 139
Steadman's hitte-index 48
Stuurgroep Ondervoeding 33
succesvol oud worden
    –, factoren 22
suprapubische katheter (sp) 63

toiletschema 58
    –, vaste toilettijden 58
transuretrale katheter 61
trippelrolstoel 186
tuitbeker 47
    –, verslikgevaar 47

uitdroging 41
    –, bewustzijn van dreigende 41
    –, donkere urine 45
    –, risico op medicijnvergiftiging 44
    –, kenmerken 45
    –, ontstaan van 42
    –, risico op huidbeschadiging 48
    –, vaststellen 45
    –, voorkomen 46
urineresidu 57

val 95
valangst 94
    –, preventie 94
valgevaar
    –, zorginstellingen 90
validation 139
vallen
    –, factoren 89
    –, risico 89
    –, maatregelen 91
    –, oorzaken 88
    –, voorkomen 91
valpreventieprogramma's 92
valrisico
    –, verkleinen 91
vasculaire dementie 133
vergrijzing 21
verlaagd bed 187

vermoeidheid 98
    –, gevolgen van bedrust 101
    –, lichamelijk 100
    –, psychisch 100
    –, verschijnselen 99
veroudering
    –, geriatrische problemen 23
    –, geriatrische zorgverlening 23
    –, lichamelijke 22
    –, normale 22
verslikken
    –, risico op uitdroging 44
    –, longontsteking 44
    –, maatregelen 46
vitamine D-tekort 28
    –, risico op botbreuken 28
vochtachterstand
    –, ontstaan 42
vochtinname
    –, aanbevolen hoeveelheid 44
    –, bijhouden 44
    –, koorts 44
vochtverlies
    –, acuut 42
    –, diarree of braken 42
    –, inspanning 42
    –, koorts 42
    –, warmte 42
Voedingscentrum
    –, tips 37
vrijheidsbeperkende maatregelen 172
vrijheidsbeperkende middelen
    –, terugdringing 185
vrijheidsbeperking 171
    –, bij wie? 175
    –, medicijnen 174
    –, middelen en maatregelen 174
    –, terugdringen 182
    –, verergering problemen 181

warm weer
    –, maatregelen 48
Wet BOPZ 174
wettelijk vertegenwoordigers 177
WGBO 176
WHO-pijnladder 112
wilsonbekwaamheid 176

zithouding
    –, bij het eten 37
Zweedse band 171

GPSR Compliance
The European Union's (EU) General Product Safety Regulation (GPSR) is a set of rules that requires consumer products to be safe and our obligations to ensure this.

If you have any concerns about our products, you can contact us on

ProductSafety@springernature.com

In case Publisher is established outside the EU, the EU authorized representative is:

Springer Nature Customer Service Center GmbH
Europaplatz 3
69115 Heidelberg, Germany

www.ingramcontent.com/pod-product-compliance
Ingram Content Group UK Ltd.
Pitfield, Milton Keynes, MK11 3LW, UK
UKHW051651180426
11946UKWH00005B/109